U0289255

临床护理实践

刘 杰 等 主编

汕頭大學出版社

图书在版编目（CIP）数据

临床护理实践 / 刘杰等主编 . -- 汕头 ： 汕头大学
出版社 ， 2022.3
　ISBN 978-7-5658-4644-1

　Ⅰ . ①临… Ⅱ . ①刘… Ⅲ . ①护理学 Ⅳ . ① R47

中国版本图书馆 CIP 数据核字 (2022) 第 050584 号

临床护理实践

LINCHUANG HULI SHIJIAN

主　　编：刘　杰　等
责任编辑：闵国妹
责任技编：黄东生
封面设计：孙瑶都
出版发行：汕头大学出版社
　　　　　广东省汕头市大学路 243 号汕头大学校园内　邮政编码：515063
电　　话：0754-82904613
印　　刷：廊坊市海涛印刷有限公司
开　　本：710mm×1000mm　1/16
印　　张：10
字　　数：150 千字
版　　次：2022 年 3 月第 1 版
印　　次：2023 年 2 月第 1 次印刷
定　　价：80.00 元
ISBN 978-7-5658-4644-1

前　言

　　临床护理学是研究临床护理的理论与实践的学科，是护理学范畴的重要内容之一。对病情进展的动态的严密观察，对药物治疗及其他各种临床新技术的应用与效果及副反应的观察、判断与处理，预防并发症及在病情突变时应急处理的方法，根据不同情况满足患者心理咨询的需要，均为临床护理实践日常的工作内容，也是护理专业人员与医生并肩作战，及时、有效、安全地完成医生所制订的治疗计划所不可缺少的重要环节。

　　护理人员须更好地适应上述临床护理的客观需要。尽管临床各科病种繁多，类型不一，各有其特殊性，但人体各系统的疾病所涉及的普遍与共同的护理问题是比较多的。护理专业要求护理人员必须以整体观点掌握机体各系统疾病的共性及特点，按照护理临床工作的客观规律，不断总结并提高工作水平。

　　《临床护理实践》详细介绍了护理学基础，内科、儿科及感染性疾病患者的临床护理，内容实用，简明扼要，重点突出，条理清楚，理论联系临床，实用性强。本书可以供护理人员在临床工作中参考，也可以作为护理专业的参考书。

目　录

第一章　护理学基础理论与程序

第一节　护理理论

一、系统化整体理论

（一）系统的基本概念

1.系统的概念

系统是由相互联系、相互依赖、相互制约、相互作用的事物和过程组成的，具有整体功能和综合行为的统一体。尽管各种系统的要素有多有少，具体构成千差万别，但总是由两部分组成：一部分是要素的集合；另一部分是各要素间相互关系的集合。

2.系统的基本属性

系统是多种多样的，但它们具有共同的属性。

（1）整体性

组成系统的每个部分都具有各自独特的功能，但这些组成部分不具有或不能代表系统总体的特性。系统整体并不是由各组成部分简单罗列和相加构成的，各部分必须相互作用、相互融合才能构成系统整体。因此，系统整体的功能大于且不同于各组成部分的总和。

（2）相关性

系统的各个要素之间都是相互联系、相互制约的，若任何要素的性质或行为发生变化都会影响其他要素，甚至影响系统整体的性质或行为。人是一个系统，作为一个有机体，由生理、心理、社会、文化等各部分组成，其整体生理功能又由血液循环、呼吸、消化、泌尿、神经肌肉和内分泌等不同系统和组织器官组成。若一个人的神经系统受到干扰，就会影响消化系统、心血管系统的功能。

（3）层次性

对于一个系统来说，它是由某些要素组成的，同时，它自身又是组成更大系统的一个要素。系统的层次间存在着支配与服从的关系。高层次支配低层次，决定系统的性质，低层次往往是基础结构。

（4）动态性

系统是随时间的变化而变化的。系统进行活动，必须通过内部各要素的相互作用，能量、信息、物质的转换，内部结构的不断调整达到最佳功能状态。此外，系统为适应环境，维持自身的生存与发展，需要与环境进行物质、能量、信息的交流。

（5）预决性

系统具有自组织、自调节能力，可通过反馈适应环境，保持系统稳态，呈现某种预决性。预决性程度决定系统组织水平的高低。

（二）系统的分类

自然界或人类社会存在各种系统，可从不同角度对它们进行分类。分类方法如下。

1.按组成系统的要素性质分类

系统可分成自然系统与人造系统。自然系统如生态系统、人体系统等；人造系统如机械系统、计算机软件系统等。自然系统与人造系统的结合称为复合系统，如医疗系统、教育系统。

2.按组成系统的内容分类

系统可分为物质系统与概念系统。物质系统如动物、仪器等；概念系统如科学理论系统、计算机程序软件等。多数情况下，实物系统与概念系统是相互结合、密不可分的。

3.按系统与环境的关系分类

系统可分为开放系统与封闭系统。封闭系统是指与环境间不发生相互作用的系统，即与环境没有物质、信息或能量的交换，事实上绝对的封闭系统是不存在的。与封闭系统相反，开放系统是指通过与环境间持续的相互作用不断进行物质、能量和信息交流的系统，如生命系统、医院系统等。在开放系统中，按系统有无反馈可分为开环系统与闭环系统。没有反馈的系统称开环系统，有反馈的系统称闭环系统。

4.按系统运动的属性分类

系统可分为动态系统与静态系统。动态系统如生物系统、生态系统；静态系统如一个建筑群、基因分析图谱等。

（三）系统理论的基本原则及其在护理实践中的应用

1.整体性原则

整体性原则是系统理论最基本的原则，也是系统理论的核心。

（1）从整体出发认识、研究和处理问题

护理人员在处理患者的健康问题时，要以整体为基本出发点，深入了解、把握整体，找出解决问题的有效方法。

（2）注重整体与部分、部分与部分之间的相互关系

从整体着眼，从部分入手，把护理工作的重点放在系统要素的各种关系上。如医院的护理系统，从护理部到病区助理护士，任何一个环节出现问题，都会影响医院护理的整体效果。

（3）注重整体与环境的关系

整体性原则要求护理人员在护理患者时考虑系统对环境的适应性，调整人体系统内部结构，使其适应周围环境，或改变周围环境，使其适应系统发展的需要。

2.优化原则

优化原则是指系统的组织和调节活动，使系统在一定环境下达到最佳状态，发挥最好功能。

（1）局部效应服从整体效应

系统的优化是与系统整体性紧密联系的，当系统的整体效应与局部效应不一致时，局部效应须服从整体效应。护理人员在实施计划护理时要善于抓主要矛盾，追求整体效应，实现护理质量、效率的最优化。

（2）坚持多极优化

优化应贯穿系统运动的全过程。护理人员在护理患者时，为追求最佳护理效果，确定患者健康问题、确定护理目标、制定护理措施、实施护理计划、建立评价标准等都要进行优化抉择。

（3）优化的绝对性与相对性相结合

优化本身的"优"是绝对的，但优化的程度是相对的。护理人员在工作中选择优化方案时，应从实际出发，科学分析，择优而从，如工作中常会遇到一些牵涉多方面的病情复杂的患者或复杂的研究问题，往往这方面问题解决较好，而那方面问题却未能很好解决，且难找到完善的方案。这就要求护理人员选择一个各方面都较满意的相对优化方案。

3.模型化原则

预先设计一个与真实系统相似的模型，通过对模型的研究来描述和掌握真实系统的特征和规律的方法称模型化，在模型化过程中须遵循的原则称模型化原则。在护理研究领域中应用的模型有多种，形态上可分为具体模型与抽象模型，性质上可分为结构模型与功能模型。在设计模型进行护理研究时，必须遵循模型化原则。模型化原则有以下3个方面。

（1）相似性原则

模型必须与原型相似，这样建立的模型才能真正反映原型的某些属性、特征和运动规律。

（2）简化原则

模型既应真实，又应是原型的简化，如无简化性，模型就失去了存在的意义。

（3）客观性原则

任何模型总是对真实系统某一方面的属性、特征、规律性的模仿，因此建模时要以原型为检验模型的真实性客观依据。

二、人类基本需要层次论

（一）需要概述

每个人都有一些基本的需要，包括生理的、心理的和社会的。这些需要的满足使人类得以生存和繁衍。

1.需要的概念

需要是人脑对生理与社会要求的反应。人类的基本需要具有共性，不同年代、不同地区或不同人群为了自身与社会的生存和发展，必须对一定的事物产生需求，如食物、睡眠、情爱、交往等，这些需求反映在个体的头脑中，就形成了需要。当个体的需要得到满足时，个体处于一种平衡状态，这种平衡状态有助于个体保持健康。反之，当个体的需要得不到满足时，个体则可能陷入紧张、焦虑、愤怒等负面情绪中，严重者可导致疾病的发生。

2.需要的特征

（1）需要的对象性

人的任何需要都是指向一定对象的，这种对象既可以是物质性的，也可以是精神性的。无论是物质性的还是精神性的需要，都需要一定的外部物质条件才可获得满足。

（2）需要的发展性

需要是个体生存发展的必要条件，如婴儿期的主要需要是生理需要，少年期则产生了尊重的需要。

（3）需要的无限性

需要不会因暂时的满足而终止，当某些需要被满足后，个体还可产生新的需要，新的需要会促使人们去进行新的满足需要的活动。

（4）需要的社会历史制约性

人的各种需要的产生及满足均可受到所处环境的条件与社会发展水平的制约。

（5）需要的独特性

人与人之间的需要既有相同，也有不同，需要的独特性是个体的遗传因素、环境因素所决定的。在临床工作中，护理人员应细心观察患者需要的独特性，及时给予合理的满足。

3.需要的分类

常见的分类有两种。

（1）按需要的起源分类

需要可分为生理性需要与社会性需要。生理性需要如饮食、排泄等；社会性需要如劳动、娱乐、交往等。生理性需要的主要作用是维持机体代谢平衡；社会性需要的主要作用是维持个体心理与精神的平衡。

（2）按需要的对象分类

需要可分为物质需要与精神需要。物质需要如衣、食、住、行等；精神需要如认识的需要、交往的需要等。物质需要既包括生理性需要，也包括社会性需要；精神需要是指个体对精神文化方面的要求。

4.需要的作用

需要是个体从事活动的基本动力，是个体行为积极性的源泉。根据需要的作用，护理人员在护理患者时，既要满足患者的基本需要，又要激发患者依靠自己的力量恢复健康的需要。

（二）需要层次理论

许多哲学家和心理学家试图将人的需要这一概念发展成理论，并用以解释人的行为。心理学家亚伯拉罕·马斯洛（Abraham Maslow，以下简称"马斯洛"）于1954年提出了需要层次论，这一理论已被广泛应用于心理学、社会学和护理学等许多学科领域。

1.需要层次论的主要内容

马斯洛将人类的基本需要分为5个层次，并按照先后次序，由低向高依次排列，包括生理的需要、安全的需要、爱与归属的需要、尊敬的需要和自我实现的需要。

（1）生理的需要

生理的需要是人类最基本的需要，包括食物、空气、水、温度（衣服和住所）、排泄、休息和避免疼痛。

（2）安全的需要

人需要一个安全、有秩序、可预知、有组织的世界，有所依靠，不被意外的、危险的事情所困扰，即安全、保障、受到保护及没有焦虑和恐惧。

（3）爱与归属的需要

人渴望归属于某一群体并参与群体的活动和交往，希望在群体或家庭中有一个适当的位置，并与他人有深厚的情感，即爱他人、被爱和有所归属，免受遗弃、拒绝、举目无亲等痛苦。

（4）尊敬的需要

尊敬的需要是个体对自己的尊严和价值的追求，包括自尊和被尊敬两方面。尊敬需要的满足可使人感到自己有价值、有能力、有力量和必不可少，使人产生自信。

（5）自我实现的需要

自我实现的需要是指一个人充分发挥自己的才能与潜力的要求，是力求实现自己可能之事的要求。马斯洛在晚年又把人的需要概括为三大层次：基本需要、心理需要和自我实现需要。

2.各需要层次之间的关系

马斯洛不仅将人的需要按照不同层次进行了划分，而且十分强调各层次之间的关系。他提出如下几点：①必须首先满足较低层次的需要，然后再考虑满足较高层次的需要。生理需求是最低层次的，也是最重要的，人在最基本的生理需要满足后，才可维持生命。②通常一个层次的需要被满足后，更高一层的需要才会出现，并逐渐明显和强烈。例如，人的生理需要得到满足后，会争取满足安全的需要；同样，在安全的需要满足之后，才会提出爱和更高层次的需要。但是，有些人在追求满足不同层次的需要时会出现重叠，甚至颠倒。例如，有的科研工作者为探求科学真理（自我实现），不考虑试验场所可能存在危害生命的因素（安全的需要）；有的运动员为夺冠军，为祖国争光（自我实现），不考虑自己可能会受伤（生理和安全的需要），勇往直前。③维持生存所必需的低层次需要是要求立即和持续满足的，如氧气；越高层次的需要越可被较长久地延后，如性的需要、尊敬的需要等。但是，这些可被暂时延缓或在不同时期有所变化的需要是始终存在的，不可被忽视。④人们满足较低层次需要的活动基本相同，如对氧的需要，都是通过呼吸运动来满足的。而越高层次的需要越为人类所特有，人们采用的满足方式越具有差异性，如为满足自我实现的需要，作家从事写作、科学家做研究、运动员参加竞赛等。同时，低层次需要比高层次需要更易确认、更易观测、更有限度，如人只吃有限的食物，而友爱、尊重和自我实现需要的满足则是无限的。⑤随着需要层次向高层次移动，各种需要满足的意义对每个人来说具有差异性，这是受个人的愿望、社会文化背景及身心发展水平所决定的。例如，有的人有一个稳定的、受他人尊敬的工作就很满意了，而有的人还要继续学习，获得更高的学位，不断提升。⑥各需要层次之间可相互影响。例如，有些较高层次需要并非生存所必需，但它能使生理机能更旺盛，使人的健康状态更佳、生活质量更高，如果不被满足，会引起焦虑、恐惧、抑郁等情绪，导致疾病发生，甚至危及生命。⑦人的需要满足程度与健康成正比。当所有的需要被满足后，就可达到最佳的健康状态，反之，基本需要不被满足，会导致疾病。人若生活在高层次需要被满足的基础上，就意味着其有更好的食欲和睡眠、更少的疾病、更好的心理状态和更长的寿命。

3.需要层次论对护理学的意义

需要层次论为护理学提供了理论框架，它是护理学的理论基础，可指导护理实践有效进行：①帮助护理人员识别患者未满足的需要的性质，以及对患者所造成的影响。②帮助护理人员根据需要层次和优势需要，确定需要优先解决的健康问题。③帮助护理人员观察、判断患者未感觉到或未意识到的需要，给予满足，以达到预防疾病的目的。④帮助护理人员对患者的需要进行科学指导，合理调整需要间的关系，消除焦虑与压力。

（三）影响需要满足的因素

当人的需要大部分被满足时，人就能处于一种相对平衡的健康状态；反之，会造成机体环境的失衡，导致疾病的发生。因此，了解可能影响人的需要满足的障碍因素十分必要。

1.生理的障碍

生病、疲劳、疼痛、躯体活动有障碍等，如腹泻影响水电解质的平衡及食物摄入的需要。

2.心理的障碍

人处于焦虑、恐惧、愤怒、兴奋或抑郁等状态时会影响基本需要的满足，如食欲改变、失眠、注意力不集中等。

3.认知的障碍和知识缺乏

人满足自身的基本需要应具备相关知识，如营养知识、体育锻炼知识和安全知识等。人的认知水平较低会影响对有关信息的接收、理解和应用。

4.能力障碍

一个人具备多方面能力，如交往能力、动手能力、创造能力等。若个体某方面能力较差，就会导致相应的需要难以满足。

5.性格障碍

一个人性格与他的需要的产生与满足有密切关系。

6.环境的障碍

如空气污染、光线不足、通风不良、温度不适宜、噪声等都会影响某些需要的满足。

7.社会的障碍

缺乏有效的沟通技巧、社交能力差、人际关系紧张、与亲人分离等会导致人缺乏归属感和爱，也可影响其他需要的满足。

8.物质的障碍

需要的满足要有一定的物质条件，当物质条件不具备时，以这些条件为支撑的需要就无法满足。如生理需要的满足需要食物、水；自我实现需要的满足需要书籍、实验设备等。

9.文化的障碍

地域习俗的影响、信仰观念的不同、教育的差别等，都会影响某些需要的满足。

（四）患者的基本需要

一个人在健康状态下能够由自己来满足各类需要，但在患病时，情况就发生了变化，许多需要不能自行满足。这就要求护理人员作为一种外在的支持力量，帮助患者满足需要。

1.生理的需要

（1）氧气：缺氧、呼吸道阻塞、呼吸道感染等。

（2）水：脱水、水肿、电解质紊乱、酸碱失衡。

（3）营养：肥胖、消瘦、各种营养缺乏、不同疾病（如糖尿病、肾脏疾病）的特殊饮食需要。

（4）体温：过高、过低、失调。

（5）排泄：便秘、腹泻、大小便失禁等。

（6）休息和睡眠：疲劳、各种睡眠形态紊乱。

（7）避免疼痛：各种类型的疼痛。

2.刺激的需要

患者在患病的急性期，对刺激的需要往往不很明显。当处于恢复期时，此需要的满足日趋重要。长期卧床的患者如果心理上刺激的需要、生活上活动的需要不被满足，那就意味着其心理、生理都在退化。因此，卧床患者需要进行翻身、肢体活动，以减轻或避免皮肤受损、肌肉萎缩等。

长期单调的生活不但引起体力衰退、情绪低落，也会影响智力，故应注意环境的美化，安排适当的社交和娱乐活动。对长期住院的患者更应注意满足刺激的需要，如布置优美的、具有健康教育性质的住院环境，安排病友之间的交流和娱乐等。

3.安全的需要

患者由于环境的变化、舒适感的改变，安全感会明显降低，如担心自己的健康没有保障，寂寞和无助感，怕被人遗忘和得不到良好的治疗、护理，对各种检查和治疗产生恐惧和疑虑，对医护人员的技术不信任，经济负担等。具体护理内容包括以下两点。

（1）避免身体伤害

注意防止发生意外，如地板过滑、床位过高或没有护栏、病室内噪音、院内交叉感染等均会对患者造成伤害。

（2）避免心理威胁

应进行入院介绍和健康教育，增强患者的自信心和安全感，使患者对医护人员产生信任，促进其康复。

4.爱与归属的需要

患者住院期间，由于与亲人的分离和生活方式的变化，这种需要的满足受到影响，就变得更加强烈，患者常常希望得到亲人、朋友和周围人的亲切关怀、理解和支持。护理人员要通过细微、全面的护理，与患者建立良好的护理关系，允许家属探视，鼓励亲人参与护理患者的活动，帮助患者之间建立友谊。

5.自尊与被尊敬的需要

在爱和所属的需要被满足后，患者也会感到被尊敬和被重视，因而这两种需要是相关的。患病会影响自尊需要的满足，患者会觉得因生病而失去自身价值或成为他人的负担，护理人员在与患者的交往中，应始终保持尊重的态度、礼貌的举止。

注意让患者感到自己是重要的、是被他人接受的。如礼貌称呼患者的名字，而不是床号；在初次与患者见面时，护士应介绍自己的名字；重视、听取患者的意见；让患者做力所能及的事，使患者感受到自身的价值。

在进行护理时，应注意尊重患者的隐私，减少暴露，为患者保密，理解和尊重患者的个人习惯、价值观、宗教信仰等，不要把自己的观念强加给患者，以增加其自尊和被尊重感。

6.自我实现的需要

个体在患病期间最受影响且最难满足的需要是自我实现的需要，特别是严重的能力丧失，如失明、耳聋、失语、瘫痪、截肢等，对人的打击更大。但是，疾病也会对某些人的成长起到促进作用，对其自我实现有所帮助。此需要的满足因人而异，护理的作用是切实保证患者低层次需要的满足，使患者意识到自己有能力、有潜力，并加强学习，为自我实现创造条件。

（五）满足患者需要的方式

护理人员满足患者需要的方式有 3 种。

1.直接满足患者的需要

对于暂时或永久丧失自我满足某方面需要的能力的患者，护理人员应采取有效措施来满足患者的基本需要，以减轻其痛苦，维持其生存。

2.协助患者满足需要

对于具有或恢复一定自我满足需要能力的患者，护理人员应有针对性地给予必要的帮助和支持，提高患者自护能力，促使其早日康复。

3.间接满足患者的需要

可通过卫生宣教、健康咨询等多种形式为护理对象提供卫生保健知识，避免健康问题的发生或病情恶化。

三、应激与适应理论

（一）应激及相关内容

1.应激

应激，又称压力或紧张，是指内外环境中的刺激物作用于个体而使个体产生的一种身心紧张状态。应激可降低个体的抵抗力、判断力和决策力，如面对突如其来的事件或长期处于应激状态可影响个体的健康，甚至致病；应激也可促使个体积极寻找应对方法、解决问题，如面临高考时紧张复习，护士护理患者时遇到疑难问题设法查阅资料、请教他人等。人在生活中随时会受到各种刺激物的影响，因此应激贯穿于人的一生。

2.应激原

应激原又称压力原或紧张原，任何对个体内环境的平衡造成威胁的因素都称为应激原。应激原可引起应激反应，但并非所有的应激原均对人体产生同样程度的反应。常见的应激原分为以下 3 类。

（1）一般性的应激原

生物性：各种细菌、病毒、寄生虫等。

物理性：温度、空气、声、光、电、外力、放射线等。

化学性：酸、碱、化学药品等。

（2）生理病理性的应激原

正常的生理功能变化：如月经期、妊娠期、更年期，或基本需要没有得到满足，如饮食、性欲、活动等。

病理性变化：各种疾病引起的改变，如缺氧、疼痛、电解质紊乱、乏力等，以及手术、外伤等。

（3）心理和社会性的应激原

一般性社会因素：如生离死别、搬迁、旅行，或人际关系纠葛及角色改变，如结婚、生育、毕业等。

灾难性社会因素：如地震、水灾、战争、社会动荡等。

心理因素：如应付考试、参加竞赛、理想自我与现实自我冲突等。

3.应激反应

应激反应是对应激原的反应，可分为两大类。

（1）生理反应

应激状态下身体主要器官产生的反应，包括心率加快、血压升高、呼吸深快、恶心、呕吐、腹泻、尿频、血糖增加、伤口愈合延迟等。

（2）心理反应

如焦虑，抑郁，使用否认、压抑等心理防卫机制等。

一般来说，生理和心理反应经常是同时出现的，因为身心是持续相互作用的。应激状态下出现的应激反应常具有以下规律：①一个应激原可引起多种应激反应，如当贵重物品被窃后，个体可能出现心悸、头晕，同时感觉愤怒、绝望，头脑混乱，无法做出正确决定；②多种应激原可引起同一种应激反应；③对极端的应激原，如灾难性事件，大部分人都会以类似的方式反应。

（二）适应与应对

1.适应

适应是指应激原作用于机体后，机体为保持内环境的平衡而做出改变的过程。适应是生物体区别于非生物体的特征之一，而人类的适应又比其他生物更为复杂。适应是生物体调整自己以适应环境的能力，或促使生物体更适于生存的一个过程。适应性是生命的最卓越特性，是内环境平衡和对抗应激的基础。

2.应对

应对即个体对抗应激原的手段，具有两方面的功能：一个是通过改变个体行为或环境条件来对抗应激原，另一个是通过应对调节自身的情绪情感来维持内环境的稳定。

3.适应的层次

人的适应层次不同于其他生物体，除生理层次的适应外，还有心理、社会文化、知识技术层次的适应。

（1）生理层次

生理层次的适应是指发生在体内的代偿性变化。如一个从事脑力劳动的人进行跑步锻炼，开始会感到肌肉酸痛、心跳加快，但坚持一段时间后，这些感觉就会逐渐消失。这是由于体内的器官慢慢提升了强度，适应了跑步对身体所增加的需求。

（2）心理层次

心理层次的适应是指当人们经受心理应激时调整自己的态度去认识情况和处理情况。如癌症患者平静接受自己的病情，并积极配合治疗。

（3）社会文化层次

社会文化层次的适应是指调整个人的行为，使之与各种不同的群体，如家庭、专业集体、社会集团等的信念、习俗及规范相协调。如遵守家规、校规、院规。

（4）知识技术层次

知识技术层次的适应是指对日常生活或工作中涉及的知识及使用的设备、技术的适应。如在电脑时代，年轻人应学会使用电脑，护士应掌握使用先进监护设备、护理技术的方法等。

4.适应的特性

所有的适应机制，无论是生理的、心理的、文化的还是技术的，都有共同特性：①所有的适应机制都是为了维持最佳的身心状态，即内环境的平衡和稳定。②适应是一种全身性的反应过程，可同时包括生理、心理、社会文化甚至技术等各个层次。如护士在病房实习时，不仅要有充足的体力和心理上的准备，还应掌握足够的专业知识和操作技能，遵守医院、病房的规章制度，并与医生、护士、患者和其他同学做好沟通工作。③适应是有一定限度的，这个限度是由个体的遗传因素如身体条件、才智及情绪的稳定性决定的。如人对冷热不可能无限制地耐受。④适应与时间有关，应激原来得越突然，个体越难以适应；相反，时间越充分，个体越有可能调动更多的应对资源抵抗应激原，适应得就越好。如急性失血时易发生休克，而慢性失血则可以适应，一般不发生休克。⑤适应能力有个体差异，这与个人的性格、素质、经历、防卫机能的使用有关。比较灵活和有经验的人能及时对应激原做出反应，也会应用多种防卫机制，因而比较容易适应环境而生存。⑥适应功能本身也具有应激性。如许多药物在帮助个体对付原有疾病时，药物产生的不良反应又成为新的应激原，给个体带来危害。

5.应对方式

面对应激原，个体所使用的应对方式、策略或技巧是多种多样的。常用的应对方式如下。

（1）去除应激原

避免机体与应激原的接触，如避免食用引起过敏反应的食物，远离过热、过吵闹及有不良气味的地方等。

（2）增加对应激的抵抗力

适当的营养、运动、休息、睡眠，戒烟、酒，接受免疫接种，定期做疾病筛查等，以便更有效地抵抗应激原。

（3）运用心理防卫功能

心理的防卫能力决定于过去的经验、所受的教育、社会支持系统、智力水平、生活方式、经济状况及出现焦虑的倾向等。此外，坚强度也应为对抗应激原的一种人格特征。因为一个坚强而刻苦耐劳的人相信人生是有意义的，人可以影响环境，变化是一种挑战。这种人在任何困境下都能知难而进，尽快适应。人的一生都在学习新的应对方法，以对抗和征服应激原。

（4）采用缓解紧张的方法

身体运动，可使注意力从担心的事情上分散开来而减轻焦虑；按摩；松弛术；幽默；等等。

（5）寻求支持系统的帮助

一个人的支持系统是由那些能给予他物质上或精神上帮助的人组成的，常包括其家人、朋友、同事、邻居等。此外，曾有相似经历并很好应对过的人也是支持系统中的重要成员。当个体处于应激状态时，非常需要有人与他一起分担困难和忧愁，共同讨论解决问题的良策，支持系统在对应激的抵抗中起到了强有力的缓冲作用。

（6）寻求专业性帮助

医生、护士、理疗师、心理医生等专业人员的帮助。人一旦患有身心疾病，就必须及时寻求医护人员的帮助，由医护人员提供针对性的治疗和护理，如药物治疗、心理治疗、物理疗法等，并给予必要的健康咨询和教育来提高患者的应对能力，促进疾病的痊愈。

（三）应激与适应在护理中的应用

当应激原作用于个体，使其处于应激状态时，个体会选择和采取一系列的应对方法对应激进行适应。若适应成功则机体达到内环境的平衡；若适应失败，会导致机体产生疾病。为帮助患者提高应对能力，维持身心平衡，护理人员应协助住院患者减轻应激反应，措施如下：①评估患者应激的程度、持续时间、过去个体应激的经验等。②分析患者的具体情况，协助患者找出应激原。③安排适宜的住院环境，减少不良环境因素对患者的影响。④协助患者适应实际的健康状况，应对可能出现的心理问题。⑤协助患者建立良好的人际关系，并与家属合作，减轻患者的陌生、孤独感。

第二节　护理程序

一、护理程序的基本过程及相互关系

护理程序由评估、诊断、计划、实施和评价 5 个步骤组成，是一个动态的、循环往复的过程。这 5 个步骤又是相互联系、相互促进和相互影响的。

（一）评估

评估是护理程序的第一步，是指采取各种方法和手段收集与护理对象的健康相关的资料，包括护理对象过去和现在的生理、心理、社会等方面的资料，并对资料进行分析和整理。

（二）护理诊断

对评估获得的资料进行分类，经过综合分析，确认护理对象存在的问题，即确定护理诊断。

（三）计划

根据护理诊断拟定相应的护理目标，制订护理计划，并将其以规范的形式书写出来。

（四）实施

实施是将护理计划落实于具体护理活动的过程。

（五）评价

将护理活动后的护理效果对照预期目标进行判断，确定目标完成的程度。

二、护理程序的步骤

（一）评估

评估是指有组织地、系统地收集资料并对资料的价值进行判断的过程。评估是护理程序的第一步，也是护理程序最基本的和非常关键的一步，是做好护理诊断和护理计划的先决条件。收集到的资料是否全面、准确，将直接影响护理程序的其他步骤。因此，评估是护理程序的基础。

1.收集资料

（1）资料的分类

护理评估所涉及的资料，依照资料来源的主客体关系可分为主观资料和客观资料两类。主观资料是指源于护理对象的主观感觉、经历和思考的资料，如患者主诉"我头晕、头痛""我感觉不舒服""我一定得了不治之症"等。客观资料是指通过观察、体格检查或各种辅助检查而获得的资料，如"患者体温39℃，寒战""患者双下肢可凹性水肿"等。

（2）资料的来源

患者本人。

患者的家庭成员或与护理对象关系密切的人，如配偶、子女、朋友、邻居等。

其他健康保健人员，如医生、护士、营养师等。

既往的病历、检查记录：通过对既往健康资料的回顾，及时了解护理对象病情动态变化的信息。

文献资料：通过检索有关医学、护理学的各种文献，为基础资料添加可参考的信息。

（3）资料的内容

收集的资料不仅涉及护理对象的身体情况，还应涉及心理、社会、文化、经济等方面。

一般资料：姓名、性别、年龄、民族、职业、婚姻状况、受教育水平、家庭住址、联系人等。

现在健康状况：此次发病情况，目前主要不适的主诉，以及目前的饮食、营养、排泄、睡眠、自理、活动等日常生活形态。

既往健康状况：既往患病史、创伤史、手术史、过敏史、既往日常生活形态、烟酒嗜好，护理对象为女性时还应包括月经史和婚育史等。

家族史：家庭成员是否有与护理对象类似的疾病或家族遗传病史。

护理对象体检的检查结果。

实验室及其他检查结果。

护理对象的心理状况：对疾病的认识和态度，康复的信心，病后精神、行为及情绪的变化，护理对象的人格类型，对应激事件的应对能力等。

社会文化情况：护理对象的职业及工作情况、目前享受的医疗保健待遇、经济状况、家庭成员对疾病的态度和对疾病的了解、社会支持系统状况等。

（4）收集资料的方法

交谈法：护理评估中的交谈是一种有目的、有计划的交流或谈话。通过交谈，一方面可以获得护理对象的资料和信息，另一方面可以促进护患关系的发展，有利于治疗与护理工作的顺利进行，还可以使护理对象获得有关病情、检查、治疗、康复的信息。

观察法：运用感官获得有关信息的方法。通过观察可以获得护理对象的生理、心理、社会、文化等多方面的信息。

身体评估：护士通过视、触、叩、听等体格检查技术，对护理对象的生命体征及各个系统进行全面检查，收集有关护理对象身体状况方面的资料。

查阅：指通过查阅医疗病历、护理病历、各种实验室及其他辅助检查结果，获取护理对象的资料。

2.整理资料

（1）资料的核实

核实主观资料：主观资料常常来源于护理对象的主观感受，因此难免会出现一定的偏差，如患者自觉发热，而测试体温却显示正常。核实主观资料不是对护理对象的不信任，而是核实主客观资料相符与否。

澄清含糊的资料：如果在资料的收集整理过程中发现有些资料内容不够完整或不够确切，应进一步进行搜集和补充。

（2）资料分类

按马斯洛的需要层次理论分类：将收集到的各种资料按照马斯洛的 5 个需要层次进行分类，分别对应生理的需要、安全的需要、爱与归属的需要、尊敬的需要和自我实现的需要。

按人类反应形态分类：北美护理诊断协会（NANDA）将所有护理诊断按 9 种形态分类，即交换、沟通、关系、赋予价值、选择、移动、感知、认识、感觉/情感。收集到的资料可以按此方法进行分类。

按马略里·戈登（Majory Gordon）的 11 个功能性健康形态分类。戈登将人类的功能分为 11 种形态，即健康感知—健康管理形态、营养—代谢形态、排泄形态、活动—运动形态、睡眠—休息形态、认知—感知形态、自我认识—自我概念形态、角色—关系形态、性—生殖形态、应对—应激耐受形态、价值—信念形态。此分类方法通俗易懂，便于临床护士掌握，应用较为广泛。

3.分析资料

（1）找出异常

分析资料时应首先将收集到的患者相关资料与正常人体资料进行对

照，发现其中的差异，这是进行护理诊断的关键性的前提条件。因此，需要护理人员能熟练运用医学、护理学及人文科学知识，具备进行综合分析判断的能力。

（2）找出相关因素和危险因素

通过对资料的分析比较发现异常，这只是对资料的初步分析，更重要的是要对引起异常的原因进行进一步的判断，找出导致异常的相关因素和危险因素，为后期护理计划的制订提供依据。

4.资料的记录

资料的记录格式可以根据资料的分类方法和各地区的特点自行设计，但应遵循以下几个原则。

资料要客观反映事实，实事求是，不能带有主观的判断和结论。

资料的记录要完整，并遵循一定的书写格式。

要正确使用医学术语进行资料的记录。

语言简明扼要，字迹清楚。

（二）护理诊断

根据收集到的资料进行护理诊断是护理程序的第二步，也是专业性较强，具有护理特色的重要一步。护理诊断一词源于 20 世纪 50 年代，由弗吉尼亚·弗莱（Virginia Fry）首先在其论著中提出。1973 年，美国护士协会正式将护理诊断纳入护理程序。北美护理诊断协会（NANDA）对护理诊断的发展起了重要的推动作用，目前使用的护理诊断的定义就是 1990 年 NANDA 提出并通过的定义。

1.护理诊断的定义

护理诊断是个人、家庭、社区对现存的或潜在的健康问题或生命过程反应的一种临床判断，是护士为达到预期结果而选择护理措施的基础，这些预期结果应由护士负责。

2.护理诊断的组成

护理诊断由名称、定义、诊断依据和相关因素 4 部分组成。

（1）名称

名称是对护理对象健康状态或疾病的反应的概括性描述，一般可用改变、减少、缺乏、缺陷、不足、过多、增加、功能障碍、受伤、损伤、无效或低效等特定术语来描述健康问题，但这不能说明变化的程度。根据护理诊断名称的判断，可将护理诊断分为 3 类。

现存的：这是对个人、家庭、社区的健康状况或生命过程的反应的描述，如"体温过高""焦虑""疼痛"等。

有……危险的：这是对一些易感的个人、家庭、社区对健康状况或生命过程可能出现的反应的描述。此类反应目前尚未发生，但如不及时采取有效的护理措施，则可能出现影响健康的问题。因此，要求护士有预见性，能够预测可能出现的护理问题。如长期卧床的患者存在"有皮肤完整性受损的危险"，行移植术后的患者"有感染的危险"等。

健康的：这是对个人、家庭或社区具有加强健康以达到更高水平健康潜能的描述。健康是指生理、心理、社会各方面的完好状态，护理工作的任务之一是促进健康。健康的护理诊断是护士在为健康人群提供护理时可以使用的护理诊断，如"执行治疗方案有效"等。

（2）定义

定义是对护理诊断的一种清晰、准确的描述，并以此与其他护理诊断相区别。每个护理诊断都有其特征性的定义。如便秘是指"个体处于一种正常排便习惯发生改变的状态，其特征为排便次数减少和（或）排出干硬便"。

（3）诊断依据

诊断依据是做出该诊断的临床判断标准。诊断依据可以是患者所应具有的一组症状和体征及有关病史，也可以是危险因素。诊断依据有 3 种：第一种称"必要依据"，即做出某一护理诊断时必须具备的依据；第二种称"主要依据"，即做出某一护理诊断时通常需要存在的依据；第三种称"次要依据"，即对做出某一护理诊断有支持作用，但不一定是每次做出该诊断时都存在的依据。这3 种依据的划分不是随意的，而是通过严谨的科学实验证实的。

（4）相关因素

相关因素是指促成护理诊断成立和维持的原因或情境，包括以下几个方面。

生理方面：与患者身体或生理有关的因素。

心理方面：与患者心理状态有关的因素。

治疗方面：与治疗措施有关的因素。

情境方面：涉及环境、有关人员、生活经历、生活习惯、角色等方面的因素。

成长发展方面：与年龄相关的认知、生理、心理、社会、情感的发展状况，比单纯年龄因素所包含的内容更广泛。

3.护理诊断的陈述方式

护理诊断的陈述包括 3 个要素，即问题、原因、症状与体征，主要有以下 3 种陈述方式。

（1）三部分陈述

具有诊断名称（P）、相关因素（E）和临床表现（S）3 个部分，即 PES 公式，多用于现存的护理诊断。

（2）两部分陈述

只有护理诊断名称和相关因素，而无临床表现，即 PE 公式，多用于"有……危险"的护理诊断。

（3）一部分陈述

只有 P，这种陈述方式用于健康的护理诊断。

4.医疗诊断与护理诊断的区别

（1）使用人员不同

医疗诊断是医生使用的名词，用于确定一个具体的疾病或病理状态。护理诊断是护士使用的名词，是对个体、家庭或社区的现存的、潜在的健康问题或生命过程反应的一种临床判断。

（2）研究重点不同

医疗诊断侧重于对患者的健康状态及疾病的本质做出判断，特别是对疾病做出病因诊断、病理解剖诊断和病理生理诊断。护理诊断侧重于对患者现存的、潜在的健康问题或疾病反应做出判断。

（3）诊断数目不同

每个患者的医疗诊断数目较少，且在疾病发展过程中相对稳定。护理诊断数目常较多，并随患者反应不同而发生变化。

（4）解决问题的方法不同

医疗诊断需通过用药、手术等医疗方法解决健康问题，而护理诊断通过护理措施解决健康问题。

（5）适用对象不同

医疗诊断只适用于个体情况，而护理诊断既适用于个体，也适用于家庭和社区。

5.护理诊断与合作性问题的区别

对于护理诊断，护士需要做出一定的处理以达到预期的结果，是护士独立采取措施可以解决的问题；而合作性问题是护士需要与其他健康保健人员，尤其是与医生共同合作解决的问题。对于合作性问题，护理的措施较为单一，重点在于监测潜在并发症的发生。

6.护理诊断的有关注意事项

护理诊断的名称应使用 NANDA 认可的专业护理诊断名称，不允许随意编造。

应用统一的书写格式。例如，相关因素的陈述应统一使用"与……有关"的格式。再如，有关"知识缺乏"的护理诊断陈述格式应为"知识缺乏：缺乏……方面的知识"。

陈述护理诊断时，应避免将临床表现误认为相关因素。如"疼痛：胸痛，与心绞痛有关"的陈述是错误的，正确的陈述应为"疼痛：胸痛，与心肌缺血缺氧有关"。

贯彻整体护理观念。护理诊断应涉及患者的生理、心理、社会各个方面。

避免价值判断，如"卫生自理缺陷：与懒惰有关""知识缺乏：与智商低有关"等。

（二）护理计划

制订护理计划是护理程序的第三步。当对患者进行全面的评估和分析、做出护理诊断后，应根据患者的具体病情制订和书写护理计划。护理计划的制订体现了护理工作的有组织性和科学性。

1.排列护理诊断的优先次序

当患者有多个护理诊断时，需要对这些护理诊断进行排序，以便统筹安排护理工作。排序时要考虑护理诊断的紧迫性和重要性，把对患者生命和健康威胁最大的问题放在首位，其他的诊断依次排列。在优先顺序上将护理诊断分为以下3类。

首要问题是指威胁患者生命、需要及时解决的问题。

次要问题是指虽不直接威胁患者生命，但也能造成身体不健康或情绪变化的问题。

稍次要问题是指与患者此次发病关系不大，不属于此次发病的反应的问题。这些问题并非不重要，只是在安排护理工作时可以稍后考虑。

护理诊断的排序并不意味着只有前一个护理诊断完全解决才进行下一个护理诊断，而是护理人员可以同时解决几个护理问题，只是把重点放在需要优先解决的首要问题上。

2.制定护理目标

护理目标是指患者在接受护理后期望达到的健康状态，即最理想的护理效果。

（1）护理目标的陈述方式

主语：护理对象，可以是患者，也可以是患者的生理功能或患者机体的一部分。

谓语：行为动词，指患者将要完成的内容。

行为标准：护理对象行为要达到的程度。

条件状语：主语完成某活动时所处的条件状况。

时间状语：护理对象在何时达到目标陈述的结果。

（2）护理目标的种类

长期目标：需要相对较长的时间才能实现的目标。

短期目标：在相对较短的时间内（几小时或几天）要达到的目标。

长期目标和短期目标在时间上没有明确的分界，有些诊断可能只有短期目标或长期目标，有些则可能同时具有长期目标和短期目标。

（3）制定护理目标时应注意的问题

目标主语一定是患者，或者是患者相关的生理功能或身体的某一部分，而不是护士。

一个目标中只能出现一个行为动词，否则在评价时无法判断目标是否实现。

目标应是可测量的、可评价的，其行为标准应尽量具体。

目标应是护理范畴内的，且可通过护理措施实现。

目标应具有现实性、可行性，要在患者的能力范围内。

3.制定护理措施

护理措施是护理人员为达到预期目标所采取的具体方法。护理措施的制定是建立在护理诊断所陈述的相关因素基础上，结合护理评估所获得的护理对象的具体情况，运用知识和经验做出决策的过程。

（1）护理措施的类型

依赖性的护理措施：来自医嘱的护理措施，如遵医嘱给药等。

相互合作的护理措施：护士与其他健康保健人员相互合作采取的行动。如护士与营养师协商患者的营养补充方案，以纠正患者出现的"营养失调，低于机体需要量问题"。

独立的护理措施：不依赖医生的医嘱，护士能够独立提出和采取的护理措施，如通过音乐疗法或放松疗法缓解患者的疼痛问题等。在临床护理工作中，独立的护理措施很多，除一些常规的独立护理措施外，还需要护士勤于思考和创新，用科学的方法探讨更多有效的独立护理措施。

（2）制定护理措施的注意事项

措施必须与目标相一致，即护理措施应是能实现护理目标的具体护理活动。

护理措施应具有可行性，应结合患者、工作人员和医院等的具体情况而制定。

护理措施的制定要以保障患者的安全为前提，要符合伦理道德要求。

护理措施应与其他医务人员的健康服务活动相协调。

护理措施应以科学理论为指导，每项护理措施都应有依据。

护理措施应具体且易于执行。

4.验证护理计划

在护理计划的制订过程中，尤其在实施之前，应对计划的具体内容不断进行验证，以确保措施安全有效，且符合患者的具体情况。护理计划的验证可由制订者自己进行，也可由其他健康保健人员协助进行。护理计划只有经过反复验证，确保适合患者情况，才可进入具体实施阶段。

5.书写护理计划

护理计划制订后应作为一种医疗护理文件执行和保存。因此，护理计划书写应符合医疗护理文件书写的基本要求，以确保其能供医务人员相互沟通，推动教学、科研的发展进程，提供护理质量检查依据，并具有法律效力。

（四）实施

实施是护理程序的第四步，是执行护理计划中各项措施的过程。实施可以解决护理问题，并可以验证护理措施是否切实可行。实施应发生于护理计划之后，包括实施前准备、实施和实施后记录3个部分。

1.实施前准备

护士在实施之前要考虑与实施有关的以下几个问题。

（1）做什么

在实施前应全面回顾制订好的护理计划，并且需对护理计划的内容进行进一步整理和组织，使之统筹兼顾和有秩序地进行。

（2）谁去做

确定哪些护理措施应由护士自己做，哪些应由辅助护士做，哪些需要指导患者或其家属参与完成，哪些需与其他健康保健人员共同完成等。

（3）怎么做

实施时应采用何种技术或技巧，如何按护理计划实施等，还应考虑实施过程可能出现的问题及解决方法。

（4）何时做

根据患者的具体情况和健康状态选择最佳的实施护理措施的时间。

2.实施

实施阶段是护士综合运用专业理论知识、操作技术、病情观察能力、语言表达能力、沟通技巧、协调管理能力及应变能力等执行护理计划的过程。这一阶段不仅可以解决患者的护理问题，也培养和提高了护士的综合素质和能力。在实施的同时，护士对患者的病情及其对疾病的反应进行评估，并对护理照顾的效果进行评价，因此实施阶段也是评估和评价的过程。

3.实施后记录

实施护理计划后，护士应对实施护理计划的过程及过程中遇到的问题进行记录。其意义在于：可以作为护理工作的阶段性总结；有利于其他医护人员了解实施护理计划的全过程；为今后的护理工作提供经验性资料；可以作为护理质量评价的内容。

（五）评价

评价是指对患者的健康状态与护理计划制定的目标进行比较并做出判断的过程，即对护理效果的鉴定。评价是护理程序的最后一步，但并不意味着护理程序的结束，发现新问题，做出新的护理诊断和计划，或对既往的方案进行修改、补充等，可以使护理程序循环往复地进行。

1.护理评价内容

护理全过程的评价：收集资料、护理诊断、护理目标、护理措施等的评价。

护理效果评价：评价患者目前的健康状况是否达到预期的目标。

2.护理评价的步骤

（1）制定评价标准

护理计划制定的护理目标常常作为评价护理效果的标准。

（2）收集资料

收集有关患者目前健康状态的主观与客观资料。

（3）评价目标是否实现

目标的实现程度可分为 3 种情况：目标完全实现；目标部分实现；目标未实现。

（4）分析原因

可以针对目标部分实现或未实现从以下方面进行分析：

护理评估阶段收集的资料是否全面、确切；护理诊断是否正确；护理目标是否可实现；护理措施是否得当；患者是否配合；是否出现了新的护理问题。

（5）重审护理计划

护理评价后及时发现问题，对护理计划进行调整，具体包括以下几点。

停止：已达到预期目标的护理诊断，其护理问题已经得到解决，应及时将护理诊断停止，同时相应的护理措施亦应停止。

修订：通过护理计划的实施，若护理目标部分实现或未实现，应查找原因，然后对护理计划进行合理的修改。

删除：对根本不存在或判断错误的护理诊断应尽快删除。

增加：对未发现或新近出现的护理问题应及时加以补充。

三、护理病历的书写

在运用护理程序护理患者的过程中，要求有系统、完整、能反映护理全过程和护理效果的记录，包括有关患者的资料、护理诊断、护理目标、护理计划及效果评价的记录，这些记录构成护理病历。其书写应按照医疗护理文件的书写要求进行，包括记录内容详细完整、突出重点、主次分明、符合逻辑、文字清晰及正确应用医学术语等。

（一）护理评估单

护理评估单是指护理人员在对护理对象进行评估后，将收集的资料进行整理、概括而形成的规范化的医疗护理文件。护理评估单应将评估资料系统完整地记录下来，作为提出护理诊断的依据。

1.护理评估单的种类

（1）入院护理评估单

护理人员对新入院的患者进行的护理评估记录。

（2）住院护理评估表

患者住院后，护理人员根据患者的情况随时进行的护理评估记录。

2.入院护理评估单的主要内容

目前国内常用的护理评估单主要是以人的需求理论为框架设计的评估表，其内容如下：患者的一般情况；简要病史；心理状态与社会支持系统情况；护理体检；主要的护理诊断/问题。

3.护理评估单的记录方式

将护理评估内容按照一定的顺序直接书写记录；在标准的护理评估单上勾选选项，并在个性化资料栏内进行特殊资料的记录。

4.记录中的注意事项

反映客观，不可存在任何主观偏见，从患者及其家属处取得的主观资料要用引号标明；避免难以确定的用词，如"尚可""稍差""尚好"等；除必须了解的共性项目外，还应根据护理对象的情况进一步收集资料，以求获得个性化的护理评估资料。

（二）护理诊断/问题项目单

护理诊断/问题项目单用于对患者评估后，将确定的护理诊断按优先次序于该表上进行排序（表 1-1），便于护理人员清晰掌握并随时增加新出现的或删除已不存在的护理诊断。

表 1-1　护理诊断/问题项目单

姓名		病室			床号			住院号	
开始日期	时间	序号	护理诊断/问题	签名	停止日期	时间	签名		

（三）护理计划单

护理计划的书写目前尚无统一的格式要求，但书写一般的护理计划都应包括护理诊断、护理目标、护理措施和护理评价 4 项（表 1-2），有的医院还有诊断依据和护理措施依据等。目前临床上有 3 种护理计划的书写方法。

表 1-2 护理计划单

姓名		病室		床号		住院号	
日期	护理诊断	护理目标		护理措施		护理评价	

将护理诊断、目标、措施、评价等直接书写在预制的空白表格内：此种方法的优点是可以充分结合患者的个体化特点制定完全适合的护理措施，缺点是护士需花费较多时间进行书写，且专业知识和经验不足的护士不易掌握。

标准化护理计划：事先根据护理对象的护理需要制订好标准护理计划，并印制成护理计划表格，结合具体患者的实际情况在表格内对护理诊断、目标、措施等进行选择和补充。其优点是减少了书写护理病历的时间，有利于留出更多时间做好患者的临床护理。缺点是常忽视患者的个体性。

计算机化护理计划：计算机化护理计划是将标准护理计划存入计算机，护士在计算机终端可以根据护理评估结果自动进行护理诊断，并可结合患者的具体情况随时调阅和选择标准护理计划中的可选项目，制订合适的个体化护理计划。其优点是高效、准确、方便、经济、快捷、页面整洁，并易于修改和补充；缺点是需要计算机资源投入，在一些地区暂时还不能广泛应用。

（四）护理健康教育计划与出院指导

1.健康教育计划内容

疾病的诱发因素、发生与发展过程；可采取的治疗护理方案；相关检查的目的与注意事项；饮食与活动的注意事项；疾病的预防与康复措施。

2.出院指导

主要为患者出院后的活动、饮食、服药、其他治疗、自我保健、护理、复诊时间等提供指导。

第二章　呼吸内科疾病的护理

第一节　自发性气胸与支气管扩张

一、自发性气胸

（一）定义

自发性气胸是指肺组织及脏层胸膜的自发破裂，或靠近肺表面的肺大疱、细小气肿泡自发破裂，使肺及支气管内气体进入胸膜腔所致的气胸，可分为原发性气胸和继发性气胸。

（二）疾病相关知识

1.流行病学

原发性气胸见于无基础肺疾病的健康人；继发性气胸发生于有基础肺疾病的患者。男性发病率高于女性。

2.临床表现

突感一侧针刺样或刀割样胸痛，继而出现呼吸困难、胸闷，轻到中度刺激性咳嗽。

3.治疗

保守治疗；排气疗法：紧急排气、胸腔穿刺排气、胸腔闭式引流；化学胸膜固定术；手术治疗。

4.康复

积极治疗肺部基础疾病，避免各种诱发因素，如抬举重物、剧烈咳嗽、屏气、用力排便等增加腹压的动作，劳逸结合。痊愈初期避免剧烈运动，保持情绪稳定，戒烟。

5.预后

复发率较高，约 1/3 的患者 2～3 年内可能同侧复发。

（三）专科评估与观察要点

（1）胸痛性质：部分患者有诱发因素，多数患者在正常活动或休息时突然发生的针刺样或刀割样胸痛，继而出现气促、呼吸困难。

（2）呼吸困难程度：与有无肺基础疾病及肺功能状态、气胸发生速度、胸膜腔内积气量和压力有关。

（3）胸腔闭式引流观察。

（4）观察肺部原发病情况。

（四）护理问题

1.低效性呼吸形态

与胸膜腔内积气压迫肺脏导致的限制性通气功能障碍有关。

2.疼痛：胸痛

与脏层胸膜破裂、引流管置入有关。

3.活动无耐力

与日常活动时氧供不足有关。

4.自理能力缺陷

与疼痛、缺氧致机体活动耐力降低有关。

5.焦虑

与呼吸困难、胸痛、胸膜穿刺或胸腔闭式引流术及气胸复发有关。

6.知识缺乏

缺乏预防气胸复发的知识。

7.有感染的危险

与留置胸腔的闭式引流管有关。

（五）护理措施

1.休息与体位

急性期绝对卧床休息，血压平稳者取半卧位有利于呼吸，闭式引流置管者妥善固定引流管并加强置管期间的安全宣教，防止意外脱管。

2.氧疗护理

遵医嘱提供方式及流量恰当的氧疗，保证有效吸氧；高浓度吸氧有利于胸膜腔内气体的吸收。

3.病情观察

密切观察患者呼吸频率、呼吸困难、胸痛及缺氧征的程度及治疗后改善情况，患侧呼吸音的变化，心率、血压情况；对留置胸腔闭式引流管的患者应注意观察管路通畅情况，保证有效引流，观察穿刺点伤口敷料，保持清洁干燥。

4.心理护理

解释病情，安慰患者，消除顾虑，稳定情绪。

二、支气管扩张

（一）病因及发病机制

1.支气管-肺组织感染和支气管阻塞

这是支气管扩张的主要病因。感染和阻塞的症状相互影响，致使支气管扩张的发生和发展。其中婴幼儿期支气管-肺组织感染是最常见的病因，如婴幼儿麻疹、百日咳、支气管肺炎等。

儿童支气管较细，易阻塞，且管壁薄弱，反复感染会破坏支气管壁各层结构，尤其是平滑肌和弹性纤维的破坏，会削弱其对管壁的支撑作用。支气管炎使支气管黏膜充血、水肿，分泌物阻塞管腔，导致引流不畅而加重感染。支气管内膜结核、肿瘤、异物引起的管腔狭窄、阻塞，也是导致支气管扩张的原因之一。由于左下叶支气管细长，且受心脏血管压迫，引流不畅，容易发生感染，故支气管扩张左下叶比右下叶多见。肺结核引起的支气管扩张多发生在上叶。

2.支气管先天性发育缺陷和遗传因素

此类支气管扩张较少见，如巨大气管–支气管症、卡塔格内综合征（Kartagener syndrome）、肺囊性纤维化、先天性丙种球蛋白缺乏症等。

3.全身性疾病

目前已发现类风湿关节炎、克罗恩病、溃疡性结肠炎、系统性红斑狼疮、支气管哮喘等疾病可同时伴有支气管扩张；有些不明原因的支气管扩张患者，其体液免疫和（或）细胞免疫功能有不同程度的异常，提示支气管扩张可能与机体免疫功能失调有关。

（二）临床表现

1.症状

（1）慢性咳嗽、大量脓痰

痰量与体位变化有关。晨起或夜间卧床改变体位时，咳嗽加剧、痰量增多。观察痰量多少可估计病情严重程度。感染急性发作时，痰量明显增多，每日可达数百毫升，为黄绿色脓性痰，痰液静置后出现分层：上层为泡沫，中层为脓性黏液，下层为坏死组织沉淀物。合并厌氧菌感染时痰有臭味。

（2）反复咯血

50%～70%的患者有程度不等的反复咯血，咯血量与病情严重程度和病变范围不完全一致。大量咯血最主要的危险是窒息，应紧急处理。部分发生于上叶的支气管扩张，引流较好，痰量不多或无痰，以反复咯血为唯一症状，称为干性支气管扩张。

（3）反复肺部感染

其特点是同一肺段反复发生肺炎并迁延不愈。

（4）慢性感染中毒症状

反复感染者可出现发热、乏力、食欲减退、消瘦、贫血等，儿童可影响发育。

2.体征

早期或干性支气管扩张多无明显体征，病变重或继发感染时在下胸部、背部常可闻及局限性、固定性湿啰音，有时可闻及哮鸣音；部分慢性患者伴有杵状指（趾）。

（三）治疗要点

治疗原则是保持呼吸道引流通畅，控制感染，处理咯血，必要时手术治疗。

1.保持呼吸道通畅

（1）药物治疗

祛痰药及支气管舒张药具有稀释痰液、促进排痰的作用。

（2）体位引流

对痰多且黏稠者尤其重要。

（3）经纤维支气管镜吸痰

若体位引流排痰效果不理想，可经纤维支气管镜吸痰及用生理盐水冲洗痰液，也可局部注入抗生素。

2.控制感染

控制感染是支气管扩张急性感染期的主要治疗措施。应根据症状、体征、痰液性状，必要时参考细菌培养及药物敏感试验结果选用抗菌药物。

3.手术治疗

对反复呼吸道急性感染或大咯血，病变局限在一叶或一侧肺组织，经药物治疗无效，全身状况良好的患者，可考虑手术切除病变肺段或肺叶。

（四）常用护理诊断

1.清理呼吸道无效

咳嗽、大量脓痰、肺部湿啰音与痰液黏稠和无效咳嗽有关。

2.有窒息的危险

与痰多、痰液黏稠或大咯血造成气道阻塞有关。

3.营养失调

乏力、消瘦、贫血、发育迟缓，与反复感染导致机体消耗增加及患者食欲不振、营养物质摄入不足有关。

4.恐惧

精神紧张、面色苍白、出冷汗，与突然或反复大咯血有关。

第二节　支气管哮喘与慢性阻塞性肺疾病

一、支气管哮喘

支气管哮喘是一种慢性气管炎症性疾病，患者支气管壁存在以肥大细胞、嗜酸细胞和 T 淋巴细胞为主的炎性细胞浸润，可经治疗缓解或自然缓解。本病多发于青少年，儿童多于成人，城市多于农村。近年的流行病学显示哮喘的发病率或病死率均有所增加，我国哮喘发病率为 1%～2%。支气管哮喘的病因较为复杂，患者大多在遗传因素的基础上受到体内外多种因素影响而发病，并反复发作。

（一）临床表现

1.症状和体征

典型的支气管哮喘发作前多有鼻痒、打喷嚏、流涕、咳嗽、胸闷等先兆症状，进而出现呼气性的呼吸困难伴喘鸣，患者被迫呈端坐呼吸，咳嗽、咳痰。发作持续几十分钟至数小时后自行或经治疗缓解，此为速发性哮喘反应。迟发性哮喘反应时，患者气管呈持续高反应性状态，上述表现更为明显，较难控制。

少数患者可出现哮喘重度或危重度发作，表现为重度呼气性呼吸困难、焦虑、烦躁、端坐呼吸、大汗淋漓、嗜睡或意识模糊，应用一般支气管扩张药物不能缓解。此类患者不及时救治，可危及生命。

2.辅助检查

（1）血液检查

嗜酸性粒细胞、血清总免疫球蛋白E（IgE）及特异性免疫球蛋白E均可增高。

（2）胸部X线检查

哮喘发作期由于肺脏充气过度，肺部透亮度增高，合并感染时可见肺纹理增多及炎症阴影。

（3）肺功能检查

哮喘发作期有关呼气流速的各项指标，如第1秒用力呼气容积（FEV_1）、最大呼气流量（MEF）等均降低。

（二）治疗原则

本病的防治原则是去除病因，控制发作和预防发作。控制发作应根据患者发作的轻重程度进行，抓住解痉、抗炎两个主要环节，迅速控制症状。

1.解痉

哮喘轻、中度发作时，常用氨茶碱稀释后静脉注射或加入液体中静脉滴注。根据病情吸入或口服β2-受体激动剂。常用的β2-受体激动剂气雾吸入剂有喘康速、喘乐宁、舒喘灵等。

哮喘重度发作时，应及早静脉给予足量氨茶碱及氢化可的松琥珀酸钠或甲泼尼龙琥珀酸钠，待病情得到控制后逐渐减量，改为口服泼尼松龙，或根据病情吸入糖皮质激素。应注意不宜骤然停药，以免复发。

2.抗感染

对肺部感染的患者，应根据细菌培养及药敏结果选择应用有效的抗生素。

3.稳定内环境

及时纠正水电解质及酸碱失衡。

4.保证气管通畅

对痰多而黏稠不易咳出或有严重缺氧及二氧化碳潴留者，应及时行气管插管吸出痰液，必要时行机械通气。

（三）护理

1.一般护理

（1）将患者安置在清洁、安静、空气新鲜、阳光充足的房间，避免使其接触变应原，如花粉、皮毛、油烟等。护理操作时防止灰尘飞扬。喷洒灭蚊蝇剂或某些消毒剂时要转移患者。

（2）在患者哮喘发作、呼吸困难时应给予适宜的靠背架或过床桌，让患者扶桌而坐，以帮助呼吸，减少疲劳。

（3）给予营养丰富的易消化的饮食，多食蔬菜、水果，多饮水。同时注意让患者保持大便通畅，减少用力排便所致的疲劳。严禁食用与患者发病有关的食物，如鱼、虾、蟹等，并协助患者寻找变应原。

（4）危重期患者应保持皮肤清洁干燥，定时翻身，防止褥疮发生。因患者大剂量使用糖皮质激素，应做好口腔护理，防止发生口腔炎。

（5）哮喘重度发作时，由于大汗淋漓、呼吸困难甚至有窒息感，所以患者极度紧张、烦躁、疲倦。护理人员要耐心安慰患者，及时满足患者需求，缓解紧张情绪。

2.家庭护理

（1）增强体质，积极防治感染

平时注意增加营养，根据病情做适量体力活动，如散步、做简易操、打太极拳等，以提高机体免疫力。当感染发生时应及时就诊。

（2）注意防寒避暑

寒冷可引起支气管痉挛，分泌物增加，感冒易致支气管及肺部感染。因此，冬季应适当提高居室温度，秋季进行耐寒锻炼防治感冒，夏季避免大汗，防止痰液过稠不易咳出。

（3）尽量避免接触变应原

患者应戒烟，尽量避免到人员众多、空气污浊的公共场所。保持居室空气清新，室内可安装空气净化器。

（4）防止呼吸肌疲劳

坚持进行呼吸锻炼。

（5）稳定情绪

哮喘一旦发作，患者应控制情绪，保持镇静，及时吸入支气管扩张气雾剂。

（6）家庭氧疗

家庭氧疗又称缓解期氧疗，对于患者的病情控制，存活期的延长和生活质量的提高有着重要意义。家庭氧疗应注意氧流量的调节，严禁烟火，防止火灾。

（7）缓解期处理

哮喘缓解期的防治非常重要，对于防止哮喘发作及恶化，维持正常肺功能，提高生活质量，保持正常活动量等均具有重要意义。哮喘缓解期患者应坚持吸入糖皮质激素，可有效控制哮喘发作，吸入色甘酸钠和口服酮替芬亦有一定的预防哮喘发作的作用。

二、慢性阻塞性肺疾病

（一）护理评估

1.病因及发病机制

确切的病因不清，可能与下列因素有关。

（1）吸烟

吸烟是最危险的因素。国内外的研究均证明吸烟与慢性阻塞性肺疾病（COPD）的发生有密切关系，吸烟者 COPD 的患病率比不吸烟者高 2～8 倍，吸烟时间愈长，量愈大，COPD 患病率愈高。烟草中的多种有害化学成分可损伤气道上皮细胞，使巨噬细胞吞噬功能降低，纤毛运动减退；黏液分泌增加使气道净化能力减弱；支气管黏膜充血水肿、黏液积聚，易引起感染。慢性炎症及吸烟刺激黏膜下感受器，引起支气管平滑肌收缩，气流受限。烟草、烟雾还可使氧自由基增多，诱导中性粒细胞释放蛋白酶，抑制抗蛋白酶系统，使肺弹力纤维受到破坏，诱发肺气肿。

（2）职业性粉尘和化学物质

职业性粉尘及化学物质，如烟雾、变应原、工业废气及室内污染空气等，浓度过大或接触时间过长，均可导致与吸烟无关的 COPD。

（3）空气污染

大气中的有害气体（如二氧化硫、二氧化氮、氯气等）可损伤气道黏膜，并有细胞毒作用，使纤毛清除功能下降，黏液分泌增多，为细菌感染创造条件。

（4）感染

感染是 COPD 发生、发展的重要因素之一。长期、反复感染可破坏气道正常的防御功能，损伤细支气管和肺泡。主要病毒为流感病毒、鼻病毒和呼吸道合胞病毒等；细菌感染以肺炎链球菌、流感嗜血杆菌、卡他莫拉菌及葡萄球菌为多见，支原体感染也是重要因素之一。

（5）蛋白酶-抗蛋白酶失衡

蛋白酶对组织有损伤和破坏作用；抗蛋白酶对弹性蛋白酶等多种蛋白酶有抑制作用。在正常情况下，弹性蛋白酶与其抑制因子处于平衡状态，其中 α_1-抗胰蛋白酶（α_1-AT）是活性最强的一种。蛋白酶增多和抗蛋白酶不足均可导致组织结构破坏，产生肺气肿。

（6）其他

机体内在因素，如呼吸道防御功能及免疫功能降低，自主神经功能失调，营养、气温的突变等都可能参与 COPD 的发生、发展。

2.病理生理

COPD 的病理改变主要为慢性支气管炎和肺气肿。COPD 对呼吸功能的影响早期病变仅局限于细小气道，表现为闭合容积增大。病变侵入大气道时，肺通气功能明显障碍；随肺气肿的日益加重，肺泡周围的大量毛细血管受膨胀的肺泡挤压而退化，使毛细血管大量减少，肺泡间的血流量减少，导致通气与血流比例失调，换气功能障碍。通气和换气功能障碍引起缺氧和二氧化碳潴留，进而发展为呼吸衰竭。

3.健康史

询问患者是否存在引起 COPD 的各种因素，如感染、吸烟、大气污染、职业性粉尘和有害气体的长期吸入、过敏等；是否有呼吸道防御功能及免疫功能降低、自主神经功能失调等。

4.身体状况

（1）主要症状

慢性咳嗽：晨间起床时咳嗽明显，白天较轻，睡眠时有阵咳或排痰。随病程发展可终生不愈。

咳痰：一般为白色黏液或浆液性泡沫痰，偶可带血丝，清晨排痰较多。急性发作伴有细菌感染时痰量增多，可有脓性痰。

气短或呼吸困难：早期仅在体力劳动或上楼等活动中出现，随着病情发展逐渐加重，日常活动甚至休息时也感到气短，是 COPD 的标志性症状。

喘息和胸闷：重度患者或急性加重时出现喘息，甚至在静息状态下也感气促。

其他：晚期患者有体重下降、食欲减退等全身症状。

（2）护理体检

早期可无异常，随疾病进展可闻及干啰音或少量湿啰音。有喘息症状者可在小范围内出现轻度哮鸣音。肺气肿早期体征不明显，随疾病进展出现桶状胸，呼吸活动减弱，触觉语颤减弱或消失；叩诊呈过清音，心浊音界缩小或不易叩出，肺下界和肝浊音界下移，听诊心音遥远，两肺呼吸音普遍减弱，呼气延长，并发感染时可闻及湿啰音。

（3）COPD 严重程度分级

根据第 1 秒用力呼气容积占用力肺活量的百分比（FEV_1/FVC）、第 1 秒用力呼气容积占预计值百分比（FEV_1 预计值）和症状，对 COPD 的严重程度进行分级。

Ⅰ级：轻度，$FEV_1/FVC<70\%$、$FEV_1 \geqslant 80\%$预计值，有或无慢性咳嗽、咳痰症状。

Ⅱ级：中度，$FEV_1/FVC<70\%$、50%预计值$\leqslant FEV_1 <80\%$预计值，有或无慢性咳嗽、咳痰症状。

Ⅲ级：重度，$FEV_1/FVC<70\%$、30%预计值$\leqslant FEV_1 <50\%$预计值，有或无慢性咳嗽、咳痰症状。

Ⅳ级：极重度，$FEV_1/FVC<70\%$、$FEV_1<30\%$预计值或 $FEV_1<50\%$预计值，伴慢性呼吸衰竭。

（4）COPD 病程分期

COPD 病程可分为急性加重期和稳定期。前者指在短期内咳嗽、咳痰、气短和（或）喘息加重、脓痰量增多，可伴发热等症状；后者指咳嗽、咳痰、气短症状稳定或轻微。

（5）并发症

COPD 可并发慢性呼吸衰竭、自发性气胸、慢性肺源性心脏病。

（二）主要护理诊断及医护合作性问题

1.气体交换受损

气体交换受损与气道阻塞、通气不足、呼吸肌疲劳、分泌物过多和肺泡呼吸有关。

2.清理呼吸道无效

清理呼吸道无效与分泌物增多而黏稠、气道湿度减低和无效咳嗽有关。

3.低效性呼吸形态

低效性呼吸形态与气道阻塞、膈肌变平及能量不足有关。

4.活动无耐力

活动无耐力与疲劳、呼吸困难、氧供与氧耗失衡有关。

5.营养失调，低于机体需要量

营养失调，低于机体需要量与食欲降低、摄入减少、腹胀、呼吸困难、痰液增多关。

6.焦虑

焦虑与健康状况的改变、病情危重、经济状况有关。

（三）护理措施

1.一般护理

（1）休息和活动

患者采取舒适的体位，晚期患者宜采取身体前倾位，使辅助呼吸肌参与呼吸。发热、咳喘时应卧床休息，视病情安排适当的活动，以不感到疲劳、不加重症状为宜。室内保持合适的温湿度，冬季注意保暖，避免直接吸入冷空气。

（2）饮食护理

呼吸功的增加可使热量和蛋白质消耗增多，导致营养不良。应制订高热量、高蛋白、高维生素的饮食计划。正餐进食量不足时，应安排少量多餐，避免餐前和进餐时过多饮水。餐后避免平卧，有利于消化。为减少呼吸困难，保存能量，患者饭前至少休息 30 min。每日正餐应安排在患者最饥饿、休息最好的时间。指导患者采用缩唇呼吸和腹式呼吸减轻呼吸困难。为促进食欲，提供给患者舒适的就餐环境和喜爱的食物，餐前及咳痰后漱口，保持口腔清洁；腹胀的患者应进软食，细嚼慢咽。避免进食产气的食物，如汽水、啤酒、豆类、马铃薯和胡萝卜等；避免易引起便秘的食物，如油煎食物、干果、坚果等。如果患者通过进食不能吸收足够的营养，可应用管喂饮食或全胃肠外营养。

2.病情观察

观察咳嗽、咳痰的情况，痰液的颜色、量及性状，咳痰是否顺畅；呼吸困难的程度，能否平卧，与活动的关系，有无进行性加重；患者的营养状况、肺部体征，以及有无慢性呼吸衰竭、自发性气胸、慢性肺源性心脏病等并发症产生。监测患者动脉血气分析和水电解质、酸碱平衡情况。

3.氧疗的护理

呼吸困难伴低氧血症者，遵医嘱给予氧疗。一般采用鼻导管持续低流量吸氧，氧流量为 1～2 L/min。对 COPD 慢性呼吸衰竭者提倡进行长期家庭氧疗（LTOT）。LTOT 为持续低流量吸氧，能改变疾病的自然病程，改善患者生活质量。LTOT 是指一昼夜吸入低浓度氧 15 h 以上，并持续较长时间，使 $PaO_2 \geqslant 60$ mm Hg（7.99 k Pa），或 SaO_2 升至 90 % 的一种氧疗方法。LTOT 指征：$PaO_2 \leqslant 55$ mm Hg（7.33 k Pa）或 $SaO_2 < 88$ %，有或没有高碳酸血症；PaO_2 55～60 mm Hg（7.99～7.33 k Pa）或 $SaO_2 < 88$ %，并有肺动脉高压、心力衰竭所致的水肿或红细胞增多症（血细胞比容 > 0.55）。LTOT 对血流动力学、运动耐力、肺生理和患者精神状态均会产生有益的影响，可提高 COPD 患者的生活质量和生存率。

COPD 患者因长期二氧化碳潴留，主要靠缺氧刺激呼吸中枢，如果吸入高浓度的氧，反而会导致呼吸频率和幅度降低，引起二氧化碳潴留。而持续低流量吸氧维持 $PaO_2 > 60\ mmHg$（7.99 kPa），既能改善组织缺氧，也可防止因缺氧状态解除而抑制呼吸中枢。护理人员应密切注意患者吸氧后的变化，如观察患者的意识状态、呼吸的频率及幅度、有无窒息或呼吸停止和动脉血气复查结果。氧疗有效指标：患者呼吸困难减轻、呼吸频率减慢、发绀减轻、心率减慢、活动耐力增加。

4.用药护理

（1）稳定期治疗用药

支气管舒张药：短期应用以缓解症状，长期规律应用预防和减轻症状。常选用肾上腺素受体激动剂、抗胆碱药、氨茶碱或其缓（控）释片。

祛痰药：对痰不易咳出者可选用盐酸氨溴索或羧甲司坦。

（2）急性加重期的治疗用药

除使用支气管舒张药及对低氧血症者进行吸氧外，应根据病原菌类型及药物敏感情况合理选用抗生素治疗。如给予β内酰胺类/β内酰胺酶抑制剂、第二代头孢菌素、大环内酯类或喹诺酮类。如出现持续气道阻塞，可使用糖皮质激素。

（3）遵医嘱用药

遵医嘱应用抗生素、支气管舒张药、祛痰药物，注意观察疗效及不良反应。

第三节　肺脓肿与呼吸衰竭

一、肺脓肿

肺脓肿（lung abscess）是指由多种病原菌引起肺实质坏死的肺部化脓性感染。早期为肺组织的化脓性炎症，继而坏死、液化，由肉芽组织包绕形成脓肿。高热、咳嗽和咳大量脓臭痰为其临床特征。本病可见于任何年龄，青壮年男性及年老体弱、有基础疾病者多见。自抗生素广泛应用以来，发病率有明显降低。

（一）护理评估

急性肺脓肿的主要病原体是细菌，常为上呼吸道、口腔的定植菌，包括需氧、厌氧和兼性厌氧菌。厌氧菌感染占主要地位，较重要的厌氧菌有具核梭形杆菌、消化链球菌等。常见的需氧和兼性厌氧菌为金黄色葡萄球菌、化脓链球菌（A 组溶血性链球菌）、肺炎克雷伯菌和铜绿假单胞菌等。免疫力低下者，如接受化学治疗的患者，白血病或艾滋病患者，其病原菌也可为真菌。根据不同病因和感染途径，肺脓肿可分为以下 3 种类型。

1.吸入性肺脓肿

吸入性肺脓肿是临床上最多见的类型，病原体经口、鼻、咽喉吸入致病，误吸为最主要的发病原因。正常情况下，吸入物可由呼吸道迅速清除，但当受凉、劳累等诱因导致全身或局部免疫力下降时，或在有意识障碍，如全身麻醉或气管插管、醉酒、脑血管意外时，吸入的病原菌即可致病。此外，也可由上呼吸道的慢性化脓性病灶，如扁桃体炎、鼻窦炎、牙槽脓肿等脓性分泌物经气管被吸入肺内致病。吸入性肺脓肿的发病部位与解剖结构有关，常为单发性，由于右主支气管较陡直，且管径较粗大，因而右侧多发。病原体多为厌氧菌。

2.继发性肺脓肿

继发性肺脓肿可继发于：①某些肺部疾病，如细菌性肺炎、支气管扩张、空洞型肺结核、原发性支气管肺癌、支气管囊肿等感染。②支气管异物堵塞，这也是肺脓肿尤其是小儿肺脓肿发生的重要因素。③邻近器官的化脓性病变蔓延至肺，如食管穿孔感染、膈下脓肿、肾周围脓肿及脊柱脓肿等波及肺组织引起的肺脓肿。阿米巴肝脓肿可穿破膈肌至右肺下叶，形成阿米巴肺脓肿。

3.血源性肺脓肿

皮肤外伤感染、痈、疖、骨髓炎、静脉吸毒、感染性心内膜炎等肺外感染病灶的细菌或脓毒性栓子经血行播散至肺部引起小血管栓塞，产生化脓性炎症、组织坏死导致肺脓肿。金黄色葡萄球菌、表皮葡萄球菌及链球菌为常见致病菌。

（二）主要护理诊断及医护合作性问题

1.体温过高

与肺组织炎症性坏死有关。

2.清理呼吸道无效

与脓痰聚积有关。

3.营养失调，低于机体需要量

与肺部感染导致机体消耗增加有关。

4.气体交换受损

与气道内痰液积聚、肺部感染有关。

5.潜在并发症

咯血、窒息、脓气胸、支气管胸膜瘘。

（三）护理措施

1.一般护理

保持室内空气流通、温湿度适宜、阳光充足。晨起、饭后、体位引流后及睡前协助患者漱口，做好口腔护理。鼓励患者多饮水，进食高热量、高蛋白、高维生素等营养丰富的食物。

2.用药及体位引流护理

肺脓肿的治疗原则是抗生素治疗和痰液引流。

（1）抗生素治疗

吸入性肺脓肿一般选用青霉素，对青霉素过敏或不敏感者可用林可霉素、克林霉素或甲硝唑等药物。开始给药采用静脉滴注，体温通常在治疗后3～10天降至正常，然后改为肌内注射或口服。如抗生素有效，宜持续8～12周，直至胸片上空洞和炎症完全消失，或仅有少量稳定的残留纤维化。若疗效不佳，要注意根据细菌培养和药物敏感试验结果选用有效抗菌药物。遵医嘱使用抗生素、祛痰药、支气管扩张剂等药物，注意观察疗效及不良反应。

（2）痰液引流

痰液引流可缩短病程，提高疗效。无大咯血且中毒症状轻者可进行体位引流排痰，每日 2～3 次，每次 10～15 min。痰黏稠者可用祛痰药、支气管舒张药或生理盐水雾化吸入以利脓液引流。有条件应尽早应用纤维支气管镜冲洗及吸引治疗，脓腔内还可注入抗生素，加强局部治疗。

（3）手术治疗

内科积极治疗 3 个月以上效果不好或有并发症，可考虑手术治疗。

3.心理护理

向患者及家属及时介绍病情，解释各种症状和不适的原因，说明各项诊疗、护理操作的目的、操作程序和配合要点。疾病带来口腔脓臭气味，使患者害怕与人接近，在帮助患者进行口腔护理的同时消除患者的紧张心理。主动关心并询问患者的需要，使患者增加治疗的依从性和信心，指导患者正确对待本病，使其勇于说出内心感受，并积极进行疏导。教育患者家属配合医护人员做好患者的心理指导，使患者树立治愈疾病的信心，以促进疾病康复。

二、呼吸衰竭

呼吸衰竭（respiratory failure，以下简称"呼衰"）是指各种原因引起的肺通气和（或）换气功能严重障碍，以致不能进行有效的气体交换，导致缺氧伴（或不伴）二氧化碳潴留，从而引起一系列生理功能和代谢紊乱的临床综合征。临床表现的特点为呼吸困难、发绀及多脏器功能紊乱。动脉血气分析可作为诊断的依据，即在海平面标准大气压、静息状态、呼吸空气条件下，排除心内解剖分流和原发心排血量降低等情况后，动脉血氧分压（PaO_2）低于 8.0 k Pa（60 mm Hg），或伴有二氧化碳分压（$PaCO_2$）高于 6.67 k Pa（50 mm Hg），即为呼吸衰竭。

按动脉血气分析结果可分为Ⅰ型呼衰和Ⅱ型呼衰。Ⅰ型呼衰仅有缺 O_2，不伴有 CO_2 潴留，即 $PaO_2 < 8.0$ k Pa（60 mm Hg）、$PaCO_2$ 降低或正常，见于换气功能障碍的患者。Ⅱ型呼衰既有缺 O_2，又有 CO_2 潴留，即 $PaO_2 < 8.0$ k Pa（60 mm Hg）、$PaCO_2 > 6.67$ k Pa（50 mm Hg），系肺泡通气不足所致。

按疾病发生的急缓可分为急性呼衰和慢性呼衰。急性呼衰是指呼吸功能原来正常，由于突发因素的发生和发展，引起通气或换气功能严重损害，在短时间内引起呼衰。慢性呼衰多发生于一些慢性疾病，主要发生在呼吸和神经肌肉系统疾病的基础上，导致呼吸功能损害逐渐加重，经过较长时间才发展为呼衰。慢性呼衰早期，若机体通过代偿适应仍能保证个人日常生活活动，称为代偿性慢性呼吸衰竭；若并发呼吸道感染等进一步加重呼吸功能负担，出现严重缺氧、二氧化碳潴留和酸中毒等临床表现，则称为失代偿性慢性呼吸衰竭。临床上以慢性呼衰较为常见。

（一）慢性呼吸衰竭病因

引起呼吸衰竭的病因很多，在我国以支气管-肺组织疾病引起者最为常见。

1.呼吸系统疾病

呼吸系统疾病包括呼吸道疾病，如慢性阻塞性肺病、支气管哮喘等；肺组织病变，如重症肺结核、肺间质纤维化、尘肺、肺部感染等；胸廓病变，如胸廓畸形、胸部手术、外伤、广泛胸膜增厚、气胸和大量胸腔积液等。肺血管疾病亦可导致慢性呼吸衰竭。

2.神经肌肉病变

脑血管疾病、脑外伤、脑炎、多发性神经炎、重症肌无力、药物中毒、电击等抑制呼吸中枢。

（二）发病机制

缺 O_2 和 CO_2 潴留的发生机制主要为肺泡通气不足、通气/血流比例失调和弥散障碍。

1.肺泡通气不足

呼吸驱动力减弱，生理无效腔增加，气道阻力增加均可导致通气不足。肺泡通气量减少，肺泡氧分压下降，二氧化碳分压上升，引起缺 O_2 和 CO_2 潴留。

2.通气/血流比例失调

这是低氧血症最常见的原因。正常每分钟肺泡通气量（V）为 4 L，肺毛细血管血流量（Q）为 5 L，两者之比（V/Q）在正常情况下保持在 0.8 才能保证有效的气体交换。若 V/Q＞0.8，表明通气过剩，血流不足，部分肺泡气未能与血液气进行充分的气体交换，致使无效腔增大，即无效腔效应；若 V/Q <0.8，则表明通气不足，血流过剩，部分血液流经通气不良的肺泡，不能充分氧合，形成肺动-静脉样分流。通气/血流比例失调通常只引起缺 O_2，而无 CO_2 潴留。

3.弥散障碍

肺内气体交换是通过弥散过程来实现的。弥散过程受多种因素影响，如弥散面积、肺泡膜的厚度、气体的弥散能力、气体分压差等。氧的弥散能力仅为 CO_2 的 1/20，故弥散障碍主要影响氧的交换，通常以低氧为主。

（三）常用护理诊断

1.低效性呼吸形态

与肺的顺应性降低，呼吸道阻塞，不能自主呼吸有关。

2.气体交换受损

与肺气肿引起的肺顺应性降低、呼吸肌无力、气道分泌物过多，不能维持自主呼吸有关。

3.清理呼吸道无效

与呼吸道感染或阻塞、呼吸肌无力及无效咳嗽有关。

4.潜在并发症

体液失衡、消化道出血、休克等。

（四）护理措施

1.一般护理

休息与环境：协助患者取半卧位或端坐位，有利于增加通气量。注意保持室内空气清新、温暖，定时消毒，防止交叉感染。指导稳定期患者进行呼吸功能训练，以增加肺的有效通气量，改善呼吸功能。

饮食护理：患者因摄入热量不足和呼吸频率增加、发热等因素，能量消耗增加，降低机体免疫功能。抢救时应尽可能经肠外途径补充营养，常规给鼻饲高蛋白、高脂肪和低碳水化合物，以及多种维生素和微量元素的饮食，必要时给予静脉高营养治疗，以补充每日消耗的热量。病情稳定后，鼓励患者经口进食。

保持气道通畅：清除口咽部分泌物或胃内反流物，预防呕吐物反流入气管。鼓励患者多饮水和用力咳嗽排痰；对咳嗽无力者应定时翻身、拍背，边拍边鼓励排痰。可遵医嘱给予口服祛痰剂，无效时采用雾化吸入的方法湿化气道。对昏迷患者则定时使用无菌多孔导管吸痰，以保持呼吸道通畅。

安全防护：因患者常有烦躁、抽搐、神志恍惚等现象，故应加强安全防范措施，如加床栏等，以防患者受伤。

预防感染：在实施氧疗、气管插管、气管切开、建立人工气道进行机械通气的过程中必须注意无菌操作，并注意为患者保暖和口腔清洁，以防呼吸道感染。

2.用药护理

使用呼吸兴奋剂时要保持呼吸道通畅，适当提高吸氧浓度，静脉滴注速度不宜过快，注意观察神志及呼吸频率、幅度的变化。尼可刹米是目前常用的呼吸中枢兴奋剂，应用时要密切观察患者的睫毛反应、神志改变，以及呼吸频率、幅度和节律，复查动脉血气，以便调节剂量。若患者出现恶心、呕吐、烦躁、面色潮红、皮肤瘙痒、肌肉颤动等现象，应减慢滴速并及时通知医生减量；若经 4～12 h 未见效，或出现严重肌肉抽搐反应，应立即停药，必要时改换机械通气支持。

Ⅱ型呼衰患者常因呼吸困难、咳嗽、咳痰，或缺 O_2、CO_2 潴留引起烦躁不安、失眠，护士在执行医嘱时应结合临床表现认真判断。禁用对呼吸有抑制作用的药物如吗啡等，慎用其他镇静剂如地西泮等，以防止发生呼吸抑制。

3.心理护理

护士在缓解患者痛苦的同时，要多了解和关心患者，特别是对于建立人工气道和使用呼吸机治疗的患者，应经常床旁巡视、照料，通过语言或非语言交流抚慰患者，在采用各项医疗护理措施前应向患者做简要说明，并以同情、关切的态度和有条不紊的工作作风给患者以安全感，取得患者信任和合作。

第三章　循环系统疾病护理

第一节　心力衰竭护理

心力衰竭（heart failure）是心脏收缩功能及（或）舒张功能障碍，不能将静脉回心血量充分排出心脏，造成静脉系统淤血及动脉系统血液灌注不足而出现的综合征。此综合征集中表现为肺淤血和（或）腔静脉淤血。多数心力衰竭病例的心排血量绝对或相对数值均有降低，称为低排血量型；少数病例的心排血量数值虽比正常人的高，但仍不能满足组织的需要，称为高排血量型。慢性心力衰竭的代偿期和失代偿期大多有各器官组织充血（或淤血）表现，通常称为充血性心力衰竭。

一、病因及发病机制

（一）病因

心肌损伤：任何大面积（大于心室面积的 40%）的心肌损伤都会导致心脏收缩和（或）舒张功能的障碍。

心脏负荷过重：压力负荷（后负荷）过重，心排血阻力增大，心排血量降低，心室收缩期负荷过度，引起心室肥厚性心力衰竭；容量负荷（前负荷）过重，心脏舒张期容量增大，心排血量减少，引起心室扩张性心力衰竭。

机械障碍：腱索或乳头肌断裂，心室间隔穿孔，心脏瓣膜严重狭窄或关闭不全等引起的心脏机械功能衰退，导致心力衰竭。

心脏负荷不足：缩窄性心包炎、大量心包积液、限制型心肌病等使静脉血液回心受限，因而心室心房充盈不足、腔静脉及门脉系统瘀血，心排血量降低。

血液循环容量过多：如静脉过多过快输液，尤其在无尿、少尿时超量输液，急性或慢性肾炎引起高度水钠潴留，高度水肿等均引起血循环容量急剧膨胀而致心力衰竭。

（二）发病机制

心脏的代偿机制使正常心脏有比较充足的储备能力，以适应一般生活需要所增加的心脏负担。当心功能减退、心排血量降低，不足以供应机体需要时，机体将同时通过神经、体液等机制进行调整，力争恢复心排血量。

根据心脏代偿功能发挥的情况及失代偿的程度，可将心力衰竭分为三度，或心功能四级。Ⅰ级（心功能代偿期）：有心脏病的客观证据，而无呼吸困难、心悸、水肿等症状。Ⅱ级（心力衰竭一度）：日常劳动并无异常感觉，但稍重劳动即有心悸、气急等症状。Ⅲ级（心力衰竭二度）：普通劳动亦有症状，但休息时消失。Ⅳ级（心力衰竭三度）：休息时也有明显症状，甚至卧床仍有症状。

二、护理

（一）休息

休息可减少全身肌肉活动，减少氧的消耗，减少静脉回心血量及减慢心率，从而减轻心脏负担。根据患者病情适当安排生活和劳动，可以尽量减轻心脏负荷。对于轻度心力衰竭患者，可仅限制体力活动，并规定充分的午睡时间或较正常人多一些的夜间睡眠时间。较重的心力衰竭患者应卧床休息，并尽可能使卧床休息患者的体位舒适。当心力衰竭有明显改善时，应尽快允许和鼓励患者逐渐恢复体力活动，恢复体力活动的速度和程度视患者心力衰竭的严重程度和发作时间的长短及患者对治疗的反应等而定。如心功能已完全恢复正常或接近正常，则每日可做轻度的体力活动。

（二）饮食

应少量多餐，给予低热量、多维生素、易消化食物，避免因过饱而加重心脏负担。目前由于利尿药应用方便，对钠盐的限制不必过于严格，一般轻度心力衰竭患者每日摄入食盐 5 g 左右（正常人每日摄入食盐 10 g 左右），中度心力衰竭患者给予无盐饮食（含钠 2～4 g），重度心力衰竭患者给予低钠饮食。如果经一般限盐、利尿，病情未能很好控制，则应进一步严格限盐，摄入量不超过 1 g。饮水量一般不加限制，仅对并发稀释性低钠血症者限制每日入水量 500 mL 左右。

（三）药物观察与护理

（1）洋地黄：洋地黄类药物用量的个体差异大，且治疗剂量与中毒剂量较接近，故用药期间需要密切观察洋地黄的毒性反应。

洋地黄毒性反应。①消化道反应：食欲缺乏、恶心、呕吐、腹泻等。②神经系统反应：头痛、头晕、眩晕、视觉改变（黄视或绿视）。③心脏反应：可发生各种心律失常。常见的心律失常类型为室性期前收缩，尤其是呈二联、三联或呈多源性者。其他有房性心动过速伴有房室传导阻滞、交界性心动过速、各种不同程度的房室传导阻滞、室性心动过速、心房纤维颤动等。④血清洋地黄含量：放射性核素免疫法测定血清地高辛含量低于 2.0 mg/mL，或洋地黄毒苷低于 20 mg/mL 为安全剂量。中毒者多数大于以上浓度。

使用洋地黄类药物注意事项：①服药前要先了解病史，如询问已用洋地黄情况，利尿及电解质浓度如何，如果存在低钾、低镁易诱发洋地黄中毒。②心力衰竭反复发作，严重缺氧，心脏明显扩大的患者对洋地黄药物耐受性差，宜小剂量使用。③询问有无合并使用增加或降低洋地黄敏感性的药物，如普萘洛尔、利血平、利尿药、抗甲状腺药物、维拉帕米、胺碘酮、肾上腺素等可增加洋地黄敏感性，而考来烯胺、抗酸药物、降胆固醇药及巴比妥类药则可降低洋地黄敏感性。④了解肝、肾功能。地高辛主要自肾排泄，肾功能不全的宜减少用量；洋地黄毒苷经肝代谢胆道排泄，部分转化为地高辛。⑤密切观察洋地黄毒性反应，静脉给药时应用 5%～20%的葡萄糖注射液稀释，混匀后缓慢静脉注射，一般不少于 10～15 min，用药时注意听诊心率及节律的变化。

（2）利尿药：应用利尿药后要密切观察尿量，每日测体重，准确记录 24 h 液体出入量。大量利尿者应测血压、脉搏和抽血查电解质，观察有无利尿过度引起的脱水、低血容量和电解质紊乱的表现，尤其注意患者应用排钾利尿剂后有无乏力、恶心、呕吐、腹胀等低钾表现，对于利尿反应差者，应找出利尿不佳的原因，如了解肾功能情况，是否存在低血压、低血钾、低血镁或稀释性低钠血症，用药是否合理等。

（3）扩血管药物：在开始使用血管扩张药时，要密切观察患者病情和用药前后血压、心率的变化，慎防血管扩张过度、心脏充盈不足、血压下降、心率加快等不良反应。用血管扩张药应注意从小剂量开始，用药前后对比心率，血压变化情况或床边监测血流动力学。根据具体情况，每 5～10 min 测血压 1 次，若用药后血压较用药前降低 1.33～2.66 kPa，应谨慎调整药物浓度或停用。

（四）急性肺水肿的护理

使患者取坐位或半卧位，两腿下垂，减少下肢静脉回流，减少回心血量。

立即皮下注射吗啡 10 mg 或哌替啶 50～100 mg，使患者安静及减轻呼吸困难。但对昏迷、严重休克、呼吸道疾病或痰液极多者忌用，年老、体衰、瘦小者应减量。

改善通气-换气功能。轻度肺水肿早期高流量氧气吸入，开始为每分钟 2～3 L，以后逐渐增至每分钟 4～6 L，氧气湿化瓶内加 75 % 乙醇或选用有机硅消泡沫剂，以降低肺泡内泡沫的表面张力，使泡沫破裂，改善通气功能。肺水肿明显出现即应气管插管进行加压辅助呼吸，改善通气与氧的弥散，减少肺内分流，提高血氧分压。肺水肿基本控制后，可采用呼吸机间歇正压呼吸，如果动脉血氧分压低于 9.31 kPa，可改为持续正压呼吸。

迅速给予毛花苷 C 0.4 mg 或毒毛花苷 K 0.25 mg，加入葡萄糖注射液中缓慢静脉注射。

快速利尿，如呋塞米 20～40 mg 或依他尼酸钠 25 mg 静脉注射。

静脉注射氨茶碱 0.25 g，用 50％葡萄糖注射液 20～40 mL 稀释后缓慢注入，以减轻支气管痉挛，增加心肌收缩力和尿排出。

氢化可的松 100～200 mg 或地塞米松 10 mg 溶于葡萄糖注射液静脉注射。

第二节　心律失常护理

心律失常是指心脏冲动的频率、节律、起源部位、传导速度与激动次序的异常。按发生原理分为冲动形成异常和冲动传导异常两大类。多数心律失常由器质性心脏病所致，另外，劳累、紧张、药物、电解质紊乱、感染、自主神经功能紊乱也会引起心律失常。心悸是心律失常最常见的临床表现，严重者可伴随胸痛、晕厥、抽搐，甚至休克等。心律失常可通过心电图、24 h 动态心电图和心电生理检查等确诊。治疗原则包括去除心律失常的诱因和可逆性病因、明确抗心律失常治疗的目标、选择合理的治疗方案。

一、窦性心律失常

窦性心律冲动起源于窦房结。迷走神经兴奋可抑制窦房结的自律性，使其冲动而减慢以致暂停；交感神经兴奋则提高窦房结的自律性使心率增快。各种体液因素如脑垂体、肾上腺、甲状腺等激素，钾、钠、钙、镁等电解质，以及氧与二氧化碳张力、氢离子浓度等都对心脏活动起调节作用。正常窦性节律比较匀齐，成人一般为 60～100 次/分，婴幼儿较快，130～150 次/分。

二、房性心律失常

（一）房性期前收缩

房性期前收缩很常见，可发生于正常人，也可能是各种临床情况的反应，如肺部疾病、心肌缺血、感染等。若无症状，房性期前收缩不需要治疗。但有时房性期前收缩是其他房性心律失常的先兆，如心房扑动、心房颤动等。

房性期前收缩的心电图特点：①提前出现的 P 波，P′波形态不同于窦性 P 波。②P′-R 间期不少于 0.12 s。③QRS 波群形态与窦性心律者相似。④期前收缩后往往有完全性代偿间歇。

（二）心房扑动与心房颤动

二者均为房性快速心律失常，其房性异位激动频率分别为 250～350 次/分与 350～600 次/分。心房颤动远较心房扑动常见，其发生率为（10～20）：1。两者在病因与发病机制方面密切相关，且可互相转化。

1.心房颤动

房性异位激动快而不规则，心房肌处于连续而不协调的颤动中，不能进行有效而协调的收缩，失去了辅助心室充盈的作用。对心功能、血流动力学的影响及其症状，主要取决于原有心脏病基础和心室率。早期心室率多较快，常在 120～200 次/分，可有心悸、胸闷、晕厥、心绞痛、肺水肿或充血性心力衰竭等表现。病程较久者，尤其是老年人常同时合并房室结病变，房室间传导减少，心室率可接近正常。心脏听诊心律极不规则，心率忽快忽慢，心音强弱不一。体格检查可见脉率低于心率的细脉，体力活动的心率加速，不规则更加明显。

心房颤动的心电图特点：P 波消失，由大小、形态不一，毫无规律的 f 波所取代，其频率在 350～600 次/分；QRS 波群间距不等，形态与窦性心律相似，伴有室内差异性传导时形态可有变异。

2.心房扑动

多为阵发性，可历时数分钟、数日或转为心房颤动，少数也可持续数年之久。室率快而不规则时常有心悸、胸闷、眩晕等，室率慢而规则的可无症状。通常心房率为 250～350 次/分，快而规则。多按 2∶1、3∶1 或 4∶1 传入心室，以 2∶1 传导最为常见，心室率仍在 150 次/分左右。若为 3∶1 或 4∶1 房室传导，心室率则为 70～100 次/分，听诊可被误认为正常窦性心律；若房室传导比例不固定，也会被误认为心房颤动。

心房扑动的心电图特点：①P 波消失，代以形态、间距及振幅均绝对规整，呈锯齿样的 F 波，F 波间无等电位线，其频率为 250～350 次/分。②QRS 波群形态多与窦性心律时类似，也可有室内差异性传导。③房室传导比例多为2：1、3：1或4：1，有时传导比例不固定，则心室律也不规则。

3.治疗与护理措施

准确识别心电图，分清心房颤动和心房扑动，同时观察患者的心律、心率与脉搏，确定有无短细脉，了解患者心房颤动发作的性质是阵发性还是持续性。

心房颤动发作时，患者宜安静休息，必要时给予镇静、吸氧。对发作短暂、无明显症状者可不予处理，但应定期随访。

心房颤动发作的主要处理方法是控制心室率。一般选用洋地黄制剂来增加心肌收缩力，减慢心室率，改善全身血液供应。

药物复律，主要用奎尼丁。用法为第1日每次0.2 g，每2小时1次，连服5次；如已转复，每日用2次或3次维持疗效即可。如未奏效，又无明显毒性反应可加大剂量。由于奎尼丁的安全范围小、不良反应多，且个体差异大，患者必须住院，在严密的护理与心电图监测下才能服用。服药安排在白天，每次给药前后均应记录患者的血压、心率与心律的变化。若有血压下降，要防止发生奎尼丁晕厥；若QRS波群增宽超过25%提示接近中毒，若超过50%则肯定为奎尼丁中毒。阵发性房颤应用胺碘酮效果更佳。

药物复律无效者可选用同步直流电复律。

心房扑动无症状者可以不予治疗。伴有心功能不全且持续时间较长的患者应当吸氧，建立通畅的静脉通路，控制液体入量，接受同步电复律治疗，电击能量50 J，成功率在90%以上。

心房颤动或扑动时，房内可形成血栓，血栓脱落可引起动脉栓塞，护理时注意防止脑栓塞和肺栓塞。

三、室性心律失常

（一）室性期前收缩

室性期前收缩是较常见的心律失常之一。随着年龄的增长，发生率有明显增加。同时，室性期前收缩也是很多疾病的临床表现之一。在心肌受到直接的化学或电刺激时，也可以发生室性期前收缩。引起室性期前收缩的几个最常见的因素包括心肌缺血、感染和全身麻醉。个别或偶发的期前收缩多不引起症状，常在体检时偶然发现，部分比较敏感的患者可有心悸或漏脉搏感。频发期前收缩可使心排血量降低和重要脏器的灌注减少，出现乏力、头晕、胸闷或使原有的心绞痛或心力衰竭症状加重。

室性期前收缩的心电图特点：提前出现的 QRS 波群，其前无相关的 P 波；QRS 波群提前宽大畸形，时程常不少于 0.12 s；有继发性 ST-T 改变；常有完全性代偿间歇。

在治疗与护理时，应注意观察室性期前收缩发生的频率及有无相关诱因。尤其是急性心肌梗死或低钾血症引起的室性期前收缩，应密切观察心电监护，可能是室性心动过速或心室颤动的前奏。嘱患者安静休息，给予高流量的氧气吸入，及时建立静脉通路，合理用药。心力衰竭患者的室性期前收缩若系洋地黄剂量不足引起，则应酌加洋地黄剂量；反之，对洋地黄本身毒性反应引起的室性期前收缩则宜用苯妥英钠。而对于频繁的室性期前收缩，则宜用利多卡因。

（二）心室扑动与心室颤动

最严重致命性的异位心律，心室呈快速、微弱、无效的收缩或心肌进行快速而完全不协调的颤动。心室扑动多为暂时性的，常迅速转为心室颤动，两者对循环功能的影响均相当于心室停搏，常为临终前的表现。发作时患者意识丧失、抽搐，继而呼吸停止，面色发绀或苍白，心音消失，血压、脉搏测不出。

心电图特点：心室扑动为各波不能分辨，代以一系列较为规律、宽大、连续出现、振幅较高的波形，向上和向下的波幅相等，频率为 150～300 次/分；心室颤动为各波消失，代以振幅较低，形态、大小不一，快慢不均的连续波动，频率为 250～500 次/分。

四、阵发性心动过速

阵发性心动过速是指阵发性的快速而规则的异位心律，突然发作、突然中止，发作持续时间长短不一。按异位起搏点的部位分为房性、房室交界区性和室性，前两者难以区分时统称室上性。

室上性者心率常为 160～220 次/分，多见于健康人，由于房室收缩顺序未受明显影响，仅有心悸、恐惧、多尿等轻微症状。如在器质性心脏病的基础上心率超过 200 次/分，持续时间长，可出现晕厥、休克、心绞痛或心力衰竭。室上性心动过速心律绝对规则，心音强度一致，可通过刺激迷走神经的方法来中止发作。室性心动过速多发生在器质性心脏病的基础上，房室收缩不协调，可产生严重的血流动力学障碍，出现休克、晕厥等严重表现，心率常为 140～160 次/分，节律可略不规则，刺激迷走神经不能中止发作。

（一）心电图特点

1.房性心动过速

（1）房率通常为 160～220 次/分，节律整齐。

（2）异位 P 波形态与窦性 P 波不同，常与前面的 T 波重叠，与 QRS 波群有固定关系，P'-R 间期正常。

（3）QRS 形态与窦性心律相似。

2.房室交界区性心动过速

（1）室率通常为 160～220 次/分，节律整齐。

（2）P' 波为逆行性，可能在 QRS 波群之前、中或后。

（3）QRS 时间常不超过 0.15 s。

3.室性心动过速

（1）3 个或 3 个以上连续、快速和畸形的 QRS 波群，QRS 时间多于 0.12 s，频率常在 140～200 次/分，节律不十分规整。

（2）窦性 P 波与 QRS 波群无关，往往埋没于 QRS 波群内不易发现。

（3）有时可见心室夺获和心室融合波。

（二）治疗与护理措施

发生于无器质性心脏病患者的短暂室上速可自行恢复，不需特殊处理。

对几分钟内发作仍未停止者，可用刺激迷走神经的方法使其终止。护理时要注意心律的变化，如果突发心脏停搏，应立即停止给予肾上腺素或阿托品。常用方法有以下几种：①患者深吸气后屏气，再用力做呼气运动；②刺激咽部（手指、压舌板）引起恶心、呕吐；③按摩颈动脉窦，患者取卧位，头稍向后仰并转向一侧，术者用中间3个指头在甲状软骨上缘水平胸锁乳突肌内缘，向颈椎方向轻轻按压颈动脉窦，每次10 s以内，休息数分钟后可重复按摩，一般先压右侧，无效后再压左侧，切不可同时按摩两侧，有脑血管病史者禁用；④压迫眼球，患者平卧，闭目，眼球向下"看"，术者用手指压眼眶下方眼球上部，每次10～30 s，一般先压一侧，不宜同时压两侧，有青光眼者忌用。

药物治疗。伴有低血压的室上速者，可以使用儿茶酚胺类药物，如异丙肾上腺素1 mg，静脉推注；伴有心功能不全的室上速者，可以使用各种正性肌力药物，如毛花苷C 0.2～0.8 mg稀释后静脉推注；不伴有器质性心脏病的阵发性室上性心动过速者，可首选维拉帕米5～10 mg稀释后缓慢静脉推注，数分钟内即可起效。合理使用抗心律失常药利多卡因，立即给予利多卡因50～100 mg静脉注射，如无效在10～15 min后可重复使用，但总量不得超过300 mg，继之以2 mg/mL或1 mg/mL的利多卡因静脉滴注，维持使用24～72 h。

药物难以纠正的室性心动过速，特别是伴有休克或心力衰竭者，应考虑行电击复律，使用功率为250～300 J。

对任何一个室性心动过速的患者，应立即给予高流量吸氧和心电监护，建立通畅的静脉通路，纠正低血压，服用地高辛者应急查血地高辛浓度。

第三节　高血压护理

高血压按病因分为原发性与继发性两大类。约 90％的高血压患者不能找到肯定的病因，称为原发性高血压。另外 10％的患者血压升高是某些疾病的一种表现，即有明确的病，称为继发性高血压或症状性高血压。

一、病因及发病机制

（一）病因

高血压被认为是遗传易感性和环境因素相互作用的结果。一般认为遗传因素约占 40％，环境因素占 60％。

家族与遗传：高血压具有明显的家族聚集性。据调查，若父母无高血压，子女高血压发病概率只有 3.1％；父母一方有高血压，子女发病概率为 28.3％；父母均有高血压，子女发病概率达 46.0％。

膳食：平均摄盐量与人群血压水平和高血压患病率呈正相关。

精神应激：高血压患病率明显与职业有关。需要注意力高度集中、过度紧张的脑力劳动者（如驾驶员、电报员）患病率较高。

肥胖：体重指数（BMI），即体重（kg）/身高（m²），与血压呈显著正相关。BMI 正常值为 20～24，BMI 高于 25 为超重，BMI 高于 30 为肥胖。超重或肥胖是血压升高的重要危险因素，肥胖儿童高血压的患病率是正常体重儿童的 2～3 倍，成人中超过理想体重 20％者患高血压的危险性是体重过低（低于理想体重 10％者）的 8 倍以上。

（二）发病机制

高血压发病机制亦未完全阐明，主要学说如下。

精神原学说：认为机体内外环境的不良刺激引起反复的精神紧张和创伤，导致大脑皮质兴奋和抑制过程失调，皮质下血管收缩中枢形成以血管收缩神经冲动占优势的兴奋灶，引起全身小动脉痉挛、周围阻力增高，因而引起血压升高。

神经元学说：认为周围小动脉是自主神经系统调节血压反射弧的靶器官，当此反射弧出现异常情况时，如压力感受器过度敏感，血管收缩传出神经刺激增多，加压激素释出增多，都可使靶器官周围小动脉痉挛而致血压增高。

肾原学说（肾素-血管紧张素-醛固酮学说）：认为肾脏缺血时和（或）血钠减少、血钾增多时肾素分泌增加，肾素进入血循环将肝脏合成的血管紧张素原水解为血管紧张素Ⅰ，再在血管紧张素转化酶的作用下转化为血管紧张素Ⅱ。血管紧张素Ⅱ作用于中枢增加交感神经冲动发放，或直接收缩血管，还会刺激肾上腺素分泌醛固酮引起钠潴留。

内分泌学说：认为肾上腺髓质的激素中去甲肾上腺素引起周围小动脉收缩，肾上腺素增加心排血量。肾上腺皮质激素使钠和水潴留，并影响血管的反应性，都可以导致血压升高。

二、护理

（一）健康教育

教育患者充分认识到防治高血压的重要性，在治疗上给予患者正确的引导，使患者积极配合医生的治疗。同时为患者制订个体化健康教育计划，调动家属参加治疗活动，给予患者大力支持。

（二）饮食指导

高血压患者的饮食原则是四少四多，即少糖多果，少盐多醋，少荤多素，少食多餐，特别是高血压病患者要限制食盐的摄入量。世界卫生组织建议每个人的食盐摄入量应控制在 6 g 以内，少食钠盐是对心血管的一种保护，高血压患者应坚持做到这一点，少食各种咸菜及盐腌食品，每天食盐的摄入量应控制在 2～5 g。钾可以对抗钠所引起的血压升高和血管损伤，所以可以多食含钾高的食物及水果，如香菇、竹笋、花生、香蕉等。

（三）正确测量血压

偶测血压是诊断高血压的主要手段，应在非同日、3次安静状态下测血压达诊断水平。临床上通常采用袖带充气加压间接听诊测量血压，一般采用水银柱式血压计。测量血压前需要安静休息5～10 min，常以坐位右上臂为标准，必要时也可测立、卧位及上、下肢血压做比较。成年人以消失音为舒张压标志，如变音值与消失音读数相差很大可同时记录。

（四）动态血压监测

能补充偶测血压的不足，能提供日常活动和睡眠时的血压情况，具有重要的临床价值。动态血压监测通常采用上臂袖带间断自动充气间接测压，根据压力波振荡法或柯氏音听诊法原理，拾取信号并记录储存。携带式血压记录仪连接微机系统，可以提供血压读数和一些初步的参数统计分析。一般每15～20 min测定的24 h血压平均值与动脉内直接测压数据有很好的相关性。监测动态血压时应注意的问题为测量时间间隔应设定一般为每30 min测量1次，可以根据需要而设定所需的时间间隔；指导患者日常生活，避免剧烈运动。测血压时，患者上臂要保持伸展和静止状态；若由于伪迹较多而使读数低于80%的预期值，应再次测量；可根据24 h平均血压、日间血压或夜间血压进行临床决策参考，但倾向于应用24 h平均血压。

（五）正确服药

降压药的使用必须从较小的剂量开始，如果使用较小剂量就可将血压控制在理想的水平，不仅可以获得良好的治疗效果，而且可使不良反应尽量减少。在服药的过程中：①指导患者在固定的时间、条件下测量血压，并做血压与服药关系的记录。②强调长期药物治疗的重要性，用降压药使血压降至理想水平后，应继续服用维持量，以保持血压相对稳定，对无症状者更应强调。③必须遵医嘱按时按量服药，经过治疗血压得到满意控制后，可以遵医嘱逐渐减少剂量，不能擅自突然停药。动员家属积极参与督促患者服药。对老年、健忘患者，提醒其将药物放在醒目处，并贴上提示卡。

（六）定期随访

可以及时评价和反馈，并继续设定下一步的目标，使患者改变的行为巩固和持续下去。一旦开始应用抗高血压药物治疗，多数患者应每个月随访，调整用药直至达到目标血压。严重高血压患者应增加随访的次数，每年至少监测 1 或 2 次血钾和肌酐。如血压已经达到标准并保持稳定，可每隔 3～6 个月随访 1 次。

第四章　消化系统疾病护理

第一节　急性胃炎

急性胃炎是指胃黏膜的急性炎症，表现为上腹部症状。病理组织学特征为胃黏膜固有层见到以中性粒细胞为主的炎性细胞浸润。急性胃炎主要包括：①急性幽门螺杆菌（HP）感染引起的急性胃炎，常为一过性的上腹部症状而不被患者发现。②除幽门螺杆菌之外的病原体及其毒素对胃黏膜损害引起的急性肠胃炎。③急性糜烂出血性胃炎，由多种原因引起，有明显糜烂和出血。

一、病因及发病机制

（一）理化因素

药物造成的胃黏膜炎症常见，最常引起胃炎的药物是非甾体抗炎药如阿司匹林、吲哚美辛等。机制可能是抑制环氧化酶活性，阻碍前列腺素的合成，削弱后者对胃黏膜的保护作用；其他如乙醇、铁剂、氯化钾口服液、抗肿瘤药等均引起黏膜浅表损伤。胆汁反流性胃炎是内源性化学性炎症，胆汁和胰液中的胆盐和磷脂酶 A 及其他胰酶可破坏残胃黏膜，产生多发性糜烂。

（二）急性应激

急性应激可由严重的脏器疾病、大手术、大面积烧伤、脑出血、休克等引起。其确切机制尚未明确，但多认为在应激状态下胃黏膜缺血、缺氧导致的胃黏膜黏液和碳酸氢盐分泌不足、局部前列腺素合成不足、上皮细胞再生能力减弱等改变，胃黏膜屏障破坏和 H^+ 反弥散进入黏膜是主要的发病因素。

二、护理

（一）主要护理诊断及医护合作性问题

1.知识缺乏

缺乏对疾病病因及防治的知识。

2.疼痛

与胃黏膜急性炎症有关。

3.焦虑

与病情反复、应激状况、出血有关。

4.潜在并发症

上消化道大量出血。

（二）护理措施

1.病情观察

观察患者疼痛的部位、程度，是否有呕血、黑便；有无诱因及病因，是否已清除致病的病因及诱因。

2.生活护理

嘱患者注意休息，减少活动，急性应激造成者应卧床休息；指导患者合理进食，一般进少渣、温热半流质饮食。如少量出血可给牛奶、米汤等中和胃酸，有利于黏膜的修复。

3.用药护理

避免使用对胃黏膜有损害的药物，如阿司匹林、吲哚美辛等，指导患者正确服用有关药物，如制酸剂、胃黏膜保护剂。

4.对症护理

患者出现疼痛时，遵医嘱给药，给患者提供舒适的体位，并指导患者使用放松术，如缓慢深呼吸、听音乐等以分散注意力。若有出血，按上消化道出血护理。

5.心理护理

严重疾病引起的急性应激导致出血的患者,情绪往往紧张、恐惧。护理人员应耐心向患者解释病情,做好心理疏导,解除其恐惧心理,保证患者心身得到休息。

第二节　慢性胃炎

慢性胃炎是指各种病因所致的胃黏膜的慢性炎性病变,以淋巴细胞和浆细胞的浸润为主,间有少量中性粒细胞和嗜酸粒细胞。一般无黏膜糜烂,病变分布不均匀。发病率居胃病首位,且随年龄增长而增加。

一、病因及发病机制

未完全阐明,主要有以下几个方面。

1.幽门螺杆菌感染

目前认为 HP 感染是慢性胃炎最主要的病因。其证据有:①绝大多数慢性胃炎患者胃黏膜中可检出幽门螺杆菌;②幽门螺杆菌在胃内分布与胃内炎症一致;③根除幽门螺杆菌可使胃黏膜炎症消退;④从动物模型和志愿者中可复制幽门螺杆菌感染引起的慢性胃炎。

2.自身免疫

壁细胞损伤后能作为自身抗原刺激机体的免疫系统产生相应的壁细胞抗体和内因子抗体,最终使胃酸分泌减少甚至缺失,影响维生素 B_{12} 的吸收,导致恶性贫血。

3.十二指肠液反流

幽门括约肌松弛等因素造成十二指肠液反流,反流液内有胆汁、胰液等,使胃黏膜屏障功能削弱而发生慢性胃炎,即胆汁反流性胃炎,多发生于胃窦部。

4.其他因素

饮酒、吸烟、损害胃黏膜的药物及某些损害胃黏膜的食物均可反复损害胃黏膜。

慢性胃炎目前分为浅表性、萎缩性和特殊类型三大类。慢性浅表性胃炎是指不伴有胃黏膜的萎缩性改变，胃黏膜层以淋巴细胞和浆细胞为主的慢性炎症细胞浸润的慢性胃炎，幽门螺杆菌感染是这类慢性胃炎的主要病因。慢性萎缩性胃炎是指黏膜已经发生了萎缩性改变的慢性胃炎，常伴有肠上皮化生。慢性萎缩性胃炎又可再分为多灶性萎缩性胃炎和自身免疫性胃炎两大类。前者萎缩性改变以胃窦为主，主要由幽门螺杆菌感染引起的浅表性胃炎发展而来，相当于以往命名的 B 型胃炎；后者萎缩性改变主要在胃体，由自身免疫引起，相当于以往命名的 A 型胃炎；特殊胃炎由不同病因引起，临床上较少见。

二、护理

（一）主要护理诊断及医护合作性问题

1.腹痛

与胃黏膜炎症有关。

2.营养失调（低于机体需要量）

与厌食、上腹部胀痛不适等有关。

3.焦虑

与病程迁延、病情反复发作有关。

4.活动无耐力

与 A 型胃炎致恶性贫血有关。

5.知识缺乏

缺乏慢性胃炎的病因和防治的知识。

（二）护理措施

1.一般护理

慢性胃炎轻症者可适当活动，但应避免过度劳累；慢性活动性胃炎或伴有上消化道出血者应卧床休息，并注意环境安静舒适，同时密切观察腹痛部位、性质、呕吐物和大便的色与量，以便掌握病情。安慰患者，告之本病的可能原因，疾病的经过与转归，说明本病经过正规治疗后是可以逆转的，对中度以上异型增生经严密随访完全能够早期发现癌变，若及时手术仍能获得满意的疗效，使其树立治疗信心、配合治疗，消除焦虑、恐惧心理。

2.饮食护理

以高热量、高蛋白、高维生素、易消化为基本饮食原则；注意饮食卫生，纠正不良卫生习惯，进食宜少量多餐、定时定量、细嚼慢咽，忌暴饮暴食及餐后进行重体力劳动；避免粗糙、辛辣、过冷、过热等刺激性食物，尽量少吃或不吃烟熏、腌制食物，减少食盐摄入量，多吃蔬菜、水果；应尽量鼓励畏食患者进食，注意食物或食品的色、香、味调配，以增进患者食欲；胃酸缺乏的患者最好食用完全煮熟的食物，以利消化吸收，并多进刺激胃酸分泌的食物，如肉汤、鸡汤等，胃酸偏高者应避免进酸性、脂肪多的食物；鼓励患者晨起、睡前、进食前后刷牙或漱口，保持口腔清洁舒适，促进食欲。

3.对症护理

对腹胀和腹痛患者注意腹部保暖，避免腹部受凉，也可用热水袋局部热敷，腹部轻轻按摩；对腹痛较重患者，应遵医嘱给予解痉、抑酸药物，以缓解疼痛。

4.用药护理

遵医嘱正确使用药物并注意观察药物的疗效和副作用是用药护理的主要措施。使用胃动力药，如西沙必利等，因其可促进胃排空，故应在餐前服用，且不宜与阿托品、山莨菪碱等解痉药合用。用铁剂纠正贫血时，宜小剂量开始，逐渐增量，饭后用药，不宜与茶、碱性药、牛奶同服，以免妨碍铁的吸收。用抗胆碱药缓解上腹痛时，应注意口干、心率加快、汗闭、胃排空延缓等副作用。用 H_2 受体拮抗剂或质子泵抑制剂纠正高胃酸分泌时，应注意对副作用的观察。为增进胃酸缺乏者的食欲而使用 1% 稀盐酸时，宜将药物送至患者舌根部，服后温开水漱口。根除幽门螺杆菌，使用枸橼酸铋钾时，宜告知患者在餐前 30 min 服用，服药可使齿、舌变黑，宜用吸管直接吸入，部分患者服药后出现便秘和大便呈黑色，停药后可自行消失，少数患者有恶心、一过性血清转氨酶升高等，另有极少数患者可能出现急性肾衰竭。用阿莫西林时，服用前应询问患者有无青霉素过敏史，用药过程中注意有无过敏反应，如出现皮疹。用甲硝唑可引起恶心、呕吐等胃肠道反应，口腔金属味、舌炎和排尿困难等不良反应，对前者可遵医嘱用甲氧氯普胺、维生素 B_{12} 等拮抗。

第三节　消化性溃疡

消化性溃疡主要指发生在胃和十二指肠的慢性溃疡，由于溃疡的形成与胃酸和胃蛋白酶的消化作用有关，故称为消化性溃疡。消化性溃疡是全球性常见病，约 10％的人患过此病。临床上十二指肠溃疡（DU）较胃溃疡（GU）多见，二者之比约为 3：1。可见于任何年龄，但以青壮年居多，后者的发病年龄较迟，平均晚 10 年。男性发病率高于女性。自 20 世纪 80 年代以来，老年人的发病率呈增高趋势。

一、病因及发病机制

正常情况下，胃、十二指肠黏膜具有一系列防御和修复机制（包括黏液-碳酸氢盐屏障、黏膜屏障、黏膜血流量、细胞更新、前列腺素和表皮生长因子等），能够保护黏膜抵御胃酸或胃蛋白酶的侵蚀和有害侵袭因素的损害，维持黏膜的完整性。只有当某些因素损害了这一机制时才可能发生胃酸或胃蛋白酶侵袭黏膜而导致溃疡形成。近年来的研究已经明确，HP 感染和非甾体抗炎药是损害胃、十二指肠黏膜屏障，导致消化性溃疡发病最常见的病因。胃酸分泌过多、HP 感染和胃黏膜保护作用减弱等因素是引起消化性溃疡的主要因素，其发生是黏膜侵袭因素与黏膜自身防御和修复因素之间失衡的结果。GU 的发生主要是因为防御和修复因素减弱,DU 主要是侵袭因素增强所致的。

（一）HP 感染

大量研究充分证明 HP 感染为消化性溃疡的重要病因。其证据为：①

消化性溃疡患者 HP 的检出率明显高于普通人群，在 DU 的检出率约为 90%，在 GU 的检出率为 70%～80%；②根除 HP 后溃疡复发率明显降低，常规抑酸治疗后愈合溃疡的年复发率为 50%～70%，而根除 HP 可使溃疡复发率降到 5%以下。

HP 导致消化性溃疡的可能机制为：HP 感染直接或间接作用于胃窦 D、G 细胞，削弱了胃酸分泌的负反馈调节，使胃酸分泌增加，从而导致十二指肠的酸负荷增加。十二指肠酸负荷增加又导致十二指肠球部胃上皮化生，为 HP 在十二指肠定植提供了条件。定植在十二指肠的 HP 引起十二指肠炎症，削弱了十二指肠黏膜的防御和修复功能，在胃酸或胃蛋白酶的侵袭下最终导致 DU 的发生。十二指肠炎症同时导致十二指肠黏膜分泌碳酸氢盐减少，间接增加了十二指肠的酸负荷，进一步促进 DU 的发生和发展。HP 感染引起的胃黏膜炎症削弱了胃黏膜的屏障功能，导致 GU 的发生。

（二）胃酸和胃蛋白酶

消化性溃疡的最终形成是由胃酸或胃蛋白酶对黏膜的自身消化所致。因胃蛋白酶的活性取决于胃液 pH 值，当胃液 pH 值>4 时胃蛋白酶失去活性，因此胃酸的存在是溃疡发生的决定因素。DU 患者的基础排酸量和五肽促胃液素刺激的最大排酸量常大于正常人。

（三）非甾体抗炎药

非甾体抗炎药是引起消化性溃疡的另一常见病因。非甾体抗炎药除直接损伤胃十二指肠黏膜外，主要抑制环氧合酶使前列腺素合成减少，从而使胃黏膜对胃酸或胃蛋白酶的防御作用减弱，导致溃疡形成。

（四）其他因素

1.应激和心理因素

急性应激可以引起应激性溃疡，长期精神紧张、焦虑、情绪波动可使溃疡发作或加重。机制是可能通过神经内分泌影响胃、十二指肠的分泌、运动和黏膜血流的调节。

2.吸烟

吸烟者消化性溃疡的发生率比不吸烟者高。吸烟也影响溃疡的愈合，促进溃疡复发。可能与吸烟增加胃酸分泌，减少十二指肠和胰腺碳酸氢盐分泌，影响胃十二指肠协调运动，黏膜损害性氧自由基增加等因素有关。

3.胃、十二指肠运动异常

研究发现，部分 DU 患者胃排空加快，可使十二指肠球部酸负荷增大；部分 GU 患者胃排空延迟，可使十二指肠反流，加重胃黏膜损害。

4.遗传

消化性溃疡有家族聚集现象，O 型血者更易患 DU。遗传因素的作用尚待进一步研究。

DU 多发生在十二指肠球部，前壁较多见；GU 多在胃角和胃小弯。溃疡一般为单个，也可多个，呈圆形或椭圆形。DU 直径多小于 10 mm，GU 稍大。溃疡边缘光滑，底部洁净，由肉芽组织构成，表面覆有灰白或灰黄色纤维渗出物。活动性溃疡周围黏膜常有炎性水肿。溃疡浅者累及黏膜肌层，深者贯穿肌层甚至浆膜层。溃破血管可引起出血，穿破浆膜层引起穿孔。溃疡愈合时瘢痕收缩，可使周围黏膜向其集中，幽门的瘢痕收缩可导致幽门梗阻。

二、护理

（一）主要护理诊断及医护合作性问题

1.疼痛（腹痛）
与胃酸刺激溃疡面有关。

2.知识缺乏
缺乏有关消化性溃疡病因和防治的知识。

3.焦虑
与病情反复发作，病程迁延有关。

4.潜在并发症
上消化道出血，穿孔，幽门梗阻，癌变。

（二）护理措施

1.一般护理

（1）休息与活动

溃疡活动期症状较重或有上消化道出血的患者应卧床休息。溃疡缓解期应鼓励患者适当活动，注意调整活动量，以患者不感到疲劳和诱发疼痛为原则，餐后避免剧烈活动。对于有夜间痛的患者，指导患者遵医嘱夜间加服1次制酸剂，以保证夜间睡眠。

（2）饮食护理

有效的饮食护理能促进溃疡愈合，防止复发。

①食物选择：a.应选择营养丰富、搭配合理、清淡、易于消化的食物，以促进胃黏膜的修复和提高机体抵抗力。牛奶有中和胃酸的作用，但牛奶中的钙质反过来又刺激胃酸分泌，应适量摄取，宜安排在两餐之间饮用。脂肪能刺激小肠黏膜分泌肠抑胃液素，抑制胃酸分泌，但同时又可使胃排空延迟、胃窦扩张致胃酸分泌增多，故脂肪摄取也应适量。b.避免刺激性食物。避免食用对胃黏膜有较强刺激的食物，如生、冷、硬、粗纤维多的蔬菜和水果，忌食强刺激胃酸分泌的食物，如油炸食物、浓肉汤、咖啡、浓茶，以及辣椒、酸醋等调味品。c.症状较重的患者应以面食为主，因面食较柔软、易消化，且含碱，能中和胃酸，不习惯面食者则以软米饭或米粥代替。

②进餐方式：a.定时定量进餐，避免餐间零食和睡前进食，以维持正常消化活动的节律，使胃酸分泌有规律。b.在溃疡活动期宜少食多餐，每日4～5餐，进食不宜过饱，以免胃窦部过度扩张而增加促胃液素的分泌。症状一旦得到控制，应尽快恢复正常的一日三餐。c.细嚼慢咽，以减少对消化道的机械刺激，同时咀嚼还可增加唾液分泌，后者具有稀释和中和胃酸的作用。进餐时保持心情舒畅，避免各种不良刺激。

2.病情观察

注意观察并详细了解患者疼痛的特点和规律及与饮食、服药的关系，观察呕吐物与大便的颜色、量、性质，注意腹部体征的变化，以便及时发现和处理并发症。

3.对症护理

（1）帮助患者认识和去除病因

向患者解释疼痛的原因，指导和帮助患者减少或消除加重疼痛的因素：①服用非甾体抗炎药者应停药；②避免暴饮暴食和食用刺激性食物，以免加重对胃黏膜的损害；③对嗜烟酒者，应与患者共同制订切实可行的戒烟酒计划，并督促其执行。

（2）根据患者疼痛的特点指导缓解疼痛的方法

如 DU 患者表现为空腹痛或夜间痛，可指导患者准备酸性食物（如苏打饼干等）在疼痛前进食，或服用制酸药以防疼痛，也可采用局部热敷或针灸止痛等。症状较重时，嘱患者卧床休息。病情允许的患者则可适当活动，以分散注意力。

4.用药护理

遵医嘱对患者进行药物治疗，注意观察疗效和药物不良反应。

（1）抗酸药

抗酸药应在饭后 1 h 和睡前服用。片剂应嚼服，乳剂在给药时应充分摇匀。抗酸药与奶制品相互作用可形成络合物，应避免同时服用。抗酸药不宜与酸性食物及饮料同服。氢氧化铝凝胶能阻碍磷的吸收，引起磷缺乏症，表现为食欲不振、软弱无力等，甚至引起骨质疏松，长期大量服用还可引起严重便秘、代谢性碱中毒，甚至肾损害，为防便秘可与氧化镁交替使用。氢氧化铝能络合四环素、地高辛、氯丙嗪及普萘洛尔等药物而影响疗效，故不宜同时服用。服用镁制剂易引起腹泻。

（2）H_2 受体阻滞剂

应在餐中或餐后即刻服药，也可把每日剂量放在睡前服用。如需同时服用抗酸药，则两药应相隔 1 h 以上。若静脉给药应注意控制速度，速度过快可引起低血压和心律失常。H_2 受体阻滞剂可从母乳排出，哺乳期应停止用药。①西咪替丁的常见不良反应有头痛、腹泻、倦怠、肌痛等，可通过血脑屏障，偶有精神异常，少数患者可出现一过性谷丙转氨酶升高和粒细胞减少，对雄性激素有亲和力而影响性功能。肾脏是西咪替丁的主要排泄器官，其清除率随年龄增长而降低，老年患者应减量，肾功能不良者慎用。不能突然停药，以免引起反跳。用药期间注意监测肝、肾功能和粒细胞。②雷尼替丁的不良反应较少，可出现头痛、皮疹、腹泻，静脉给药时部分患者可出现面热感、头晕、恶心等，10余分钟后可自行消失。③法莫替丁的不良反应少，偶见过敏反应，一旦发生应立即停药，肾功能衰竭或肝病、有药物过敏史者及孕妇慎用。

（3）质子泵抑制剂

奥美拉唑可引起头晕，特别是用药初期，应嘱患者在用药期间避免开车或做其他必须高度集中注意力的工作。奥美拉唑还有延缓地西泮、苯妥英钠、香豆素的代谢和排泄的作用，合用时须慎重。兰索拉唑的主要副作用有腹泻、头痛、恶心、皮疹等，轻者不影响治疗，重者应立即停药。泮托拉唑的副作用很少，偶有头痛、头晕和皮肤刺激。

（4）其他药物

①硫糖铝：宜在进餐前1 h服用，不能与多酶片同服，以免降低疗效。硫糖铝的副作用较少，主要有便秘、口干、皮疹、眩晕、嗜睡等，因含糖较高，糖尿病患者慎用。

②枸橼酸铋钾：因其在酸性环境中才起作用，故应在餐前半小时服用，服用前1 h至服用后0.5 h不宜进食，尤禁牛奶，不宜与抗酸药同服。因其可使齿、舌变黑，应用吸管吸入，部分患者服药后可出现便秘及大便呈黑色，停药后可自行消失。为避免蓄积中毒，用药不应超过8周，严重肾病者禁用。

③阿莫西林：服用前应询问患者有无青霉素过敏史，用药过程中应注意有无皮疹等迟发性过敏反应。

④甲硝唑：可引起恶心、呕吐等胃肠道反应，可遵医嘱用甲氧氯普胺等拮抗。

⑤米索前列醇：主要不良反应是腹泻，因可引起子宫收缩，孕妇忌服。

5.心理护理

消化性溃疡的发生与心理因素有很大关系，精神心理因素可诱发和加重病情，因此对溃疡患者进行心理护理十分重要。在溃疡患者和家属中存在两种截然不同的心理反应，一种是对疾病认识不足，持无所谓的态度，另一种是紧张、焦虑，尤其是有并发症时，患者更易产生恐惧心理。护理人员应正确评估患者及家属对疾病的认识程度和心理状态，有针对性地进行心理护理。向担心预后的患者说明经过正规治疗和积极预防，溃疡是可以痊愈的，增强其治疗的信心。向患者说明紧张焦虑的心情可增加胃酸分泌，削弱黏膜保护因素，诱发和加重溃疡。指导患者采用放松技巧，如转移注意力，听轻音乐，尽可能满足护理需要，保持环境安静、舒适等，放松身心，保持乐观精神。同时积极协助患者取得家庭和社会的支持，以缓解紧张焦虑情绪、促进溃疡愈合。向对疾病认识不足的患者及家属说明疾病的危害性，使其对疾病有正确认识，积极配合治疗。

第五章　泌尿系统疾病护理

第一节　急性肾小球肾炎

急性肾小球肾炎，即急性感染后肾小球肾炎，临床表现为急性起病，是以血尿、蛋白尿、高血压、水肿、少尿及氮质血症为特点的肾小球疾病。这一组临床综合征又称为急性肾炎综合征，其中以链球菌感染后肾炎最为常见，偶可见于其他细菌或病原微生物感染之后，如细菌、病毒、立克次体、螺旋体、支原体、真菌、原虫、寄生虫等。这些感染可引起急性肾炎综合征，也可能引起急进性肾小球肾炎、肾病综合征等。这里着重描述急性链球菌感染后肾炎。

一、病因及发病机制

（一）病因

急性肾小球肾炎常于感染后发病。其最常见的致病菌为 β 溶血性链球菌，偶见葡萄球菌、肺炎球菌、伤寒杆菌、白喉棒状杆菌，以及原虫类如疟原虫、血吸虫和病毒。临床上以急性链球菌感染后肾小球肾炎最为常见。急性肾小球肾炎常见于咽部或皮肤，A 组 β 溶血性链球菌感染后 1～3 周出现，极少继发于其他感染（如葡萄球菌、肺炎球菌、C 组链球菌、病毒或寄生虫）。

（二）发病机制

急性肾小球肾炎确切发病机制尚不清楚，已知在急性期为免疫复合物疾病，并以抗链球菌抗原的抗体形成及补体免疫复合物覆盖肾脏为标志。急性肾小球肾炎仅发生于 A 组 β 溶血性链球菌感染后，后者称为致肾炎菌株。

研究表明，各型增生性肾小球肾炎均有明显的肾小球及间质炎症细胞浸润，而非增生性肾小球肾炎则仅有极少量的炎性细胞聚集。在增生性肾小球肾炎中，肾小球内单核细胞及 T 淋巴细胞浸润明显增多，这与蛋白尿的严重程度有关。肾小球免疫沉积物能激活补体系统，补体在炎性细胞介导下参与了引起肾炎的免疫反应，并且补体系统的致病特性中显然还包含细胞非依赖性机制。

近期的证据支持下述观点：一种或多种与肾小球结构具有亲和力的链球菌抗原，在链球菌感染的早期植入肾小球内，10～14 天后宿主免疫反应产生的抗体与抗原结合，导致疾病的发生。

二、护理

（一）护理措施

1. 一般护理

（1）休息：急性期应卧位休息 4～6 周，直至水肿消退、尿量增多、肉眼血尿或明显镜下血尿消失。良好的休息对治疗效果和预后有重要影响，血压恢复正常，可起床活动，但必须避免过度劳累。

（2）预防皮肤性感染：急性肾炎患者机体抵抗力降低，易发生感染，常见感染有疖、痈、蜂窝组织炎等。患者皮肤抵抗力低，弹性逐渐丧失，容易损伤和感染。因此，需要加强皮肤的清洁护理，宜勤擦澡，勤换衣服，并保持床单清洁干净，增强皮肤的抵抗力。重度水肿者应注意翻身，保持被褥干燥、平整，预防褥疮。

（3）控制感染：急性期青霉素治疗 1～2 周。合理应用抗生素。

（4）记录出入量：每日详细记录患者出入量，准确记录尿量及水分入量，及时准确留标本送验。每周测量体重两次。重度水肿有腹水者需测量腹围，以观察水肿消退情况，为治疗提供参考。

2.饮食护理

饮食治疗目的是减轻肾脏工作负担，维持身体营养，减轻或防止水肿，减少血液中代谢产物的积聚。饮食不当可使疾病恶化或引起疾病复发。对有水肿、高血压者宜给清淡易消化饮食，限制钠盐摄入，控制饮水量，每日进液体量不超过 1500 mL。有低蛋白血症、肾功能正常者应高蛋白饮食，每日摄入蛋白质 60～80 g，以动物蛋白质为宜，有肾功能减退者应限制蛋白质摄入，给适量高维生素、高蛋白质饮食，如牛奶、鱼、蛋、瘦肉等，并保证充分的热量。

3.精神护理

（1）针对患者的心理反应，医护人员要多接近患者，做好解释安慰工作，让患者树立乐观主义精神和战胜疾病的信心，消除焦虑和悲观情绪，配合治疗和护理。

（2）患者出院之前，医护人员要给予患者健康保健指导。肾炎患者要注意生活规律，避免过度劳累，防止受凉；注意个人卫生，按医嘱坚持肾炎饮食和药物治疗，定期复查。女性患者不宜妊娠，以免疾病复发或加重。避免应用对肾脏有损害的药物，适当参加体育锻炼，增强机体抵抗力，有利于身体的恢复和健康。

4.健康教育

向患者及家属宣传本病是一种自限性疾病，无特异疗法，主要靠休息、对症处理、加强护理。本病预后良好，发展为慢性肾炎罕见。让患者及家长了解预防本病的根本方法是预防感染，一旦发生上呼吸道或皮肤感染，应及早应用青霉素（或红霉素）彻底治疗。但该病痊愈后，一般无须定期给予长效青霉素。

（二）急性肾小球肾炎的规范化护理

急性肾小球肾炎是临床常见病，如果治疗、护理不当，部分病例病程迁延或转慢性肾炎，亦可并发心力衰竭等。对患者进行规范化护理观察，可获满意效果。

1.护理方法

（1）病情观察：严格准确记录24 h出入水量，监测尿量的变化，如经治疗尿量没有恢复正常，反而进一步减少，提示严重的肾实质损害，此时应密切观察监测，追踪尿常规、肾小球滤过率、BUN、scr、血浆蛋白、血电解质等变化。定期测量患者体重，观察体重变化和水肿消长情况。水肿严重者如出现烦躁不安、呼吸困难、心率增快、不能平卧、肺底湿性啰音、肝脏增大等，要立即报告医生，同时让患者半卧位，给予吸氧，遵医嘱给予利尿剂，还可静脉点滴硝普钠或酚妥拉明，降低循环血量，减轻心脏负荷。注意有无胸腔、腹腔、心包积液的表现，观察皮肤有无红肿、破溃，以及有无发热等情况。观察患者生命体征的变化，尤其是血压的变化，注意有无剧烈头痛、恶心、呕吐、视力模糊，甚至神志不清、抽搐等高血压脑病的表现，如出现以上症状应及时通知医生给予有效处理。

（2）用药护理：使用利尿剂时应注意水电解质平衡，有无低血钠、低血钾症状。对服用激素者应注意观察血压、血糖变化，注意有无继发感染、精神症状、溃疡病引起的上消化道出血等，使用环磷酰胺静脉注射时宜缓慢，用冲入疗法，注意勿将药物漏入血管外，以避免引起肌肉坏死。

（3）皮肤护理：水肿较严重的患者应避免穿着紧身的衣裤、鞋袜，卧床休息时宜抬高下肢，增加静脉回流，以减轻水肿；严重水肿者应避免肌内注射，可采用静脉途径保证药物准确及时地输入。嘱患者经常变换体位，对年幼体弱者可协助翻身，用合适的软垫支撑受压部位，并适当给予按摩；阴囊水肿者，可用吊带托起。协助患者做好全身皮肤黏膜的清洁，嘱患者注意保护水肿的皮肤，如清洗时注意水温适当、勿过分用力，避免损伤皮肤，避免撞伤、跌伤等，使用热水袋时应特别小心，避免烫伤。

（4）心理护理：主动和患者进行交流沟通，及时了解其心理状态，给予相应的关心和安慰。根据患者的年龄和文化程度，用通俗易懂的语言讲解急性肾小球肾炎的有关知识，帮助患者和家属树立战胜疾病的信心，消除焦虑和悲观等不良情绪，使其以良好的心态积极配合治疗和护理。

（5）饮食护理：急性期患者应严格限制钠盐的摄入，以减轻水肿和心脏负担，每天食盐的摄入一般<3 g，特别严重的患者应禁盐，待病情好转，血压

下降，水肿消退，尿蛋白减轻后，由低盐饮食逐渐过渡到普通饮食，防止长期低钠饮食及应用利尿剂引起水电解质紊乱或其他并发症。严格记录24 h出入量，每天入水量为不显性失水量（约500 mL）加上24 h尿量，入水量包括饮食、饮水、服药、输液等摄入水的总量。出现氮质血症时，应限制蛋白质的摄入，以优质动物蛋白为主，如牛奶、鸡蛋、鱼等，以防止血中含氮代谢产物的潴留。此外，饮食要热量充足，且易于患者消化和吸收。

2.护理体会

规范化护理是以整体护理观念为指导，根据患者的个体差异，临床用药的不同性质，护理操作的不同属性，按路径实施护理并客观记录的全过程。在护理工作中要充分体现人文关怀和以人为本的精神，突破传统模式，更新服务理念，实施多元化的服务。对于不同病情的患者，应实行有针对性的基础护理。急性期水肿明显、血压高、尿少、血尿的患者应卧床休息1～2周以减轻心脏负荷，改善肾脏血流量，防止病情加重。待水肿消退、血压正常、血尿消失后可让其进行轻度活动，但要避免剧烈运动。病室环境和设施应整洁，保持安静，空气新鲜，病室温度、湿度要适宜。每日常规消毒，防止交叉感染，保持口腔和皮肤清洁，预防感冒。同时，做好多元化的健康教育，根据患者的知识水平和对疾病的认知度，针对性开展健康教育。如通过专题讲座、宣传栏、健康小册子等形式，将防病治病、健康指导等知识传授给患者。注意因人施教，向患者及家属宣传急性肾小球肾炎的有关知识，告诉患者只要注意休息、进行对症治疗、加强护理，该病是可以治愈的。使患者及家属懂得预防感染的重要性，注意保持皮肤清洁、预防口腔疾病的发生，一旦发生上呼吸道或皮肤感染，应及早应用抗生素彻底治疗。为了保证疗效，预防复发，在患者出院时应进行规范化的指导。指导患者出院后要注意生活规律，避免过度劳累，防止受凉，注意个人卫生，按医嘱坚持肾炎饮食和药物治疗，定期来院复查。女性患者不宜妊娠，以免疾病复发或加重。避免应用对肾脏有损害的药物，适当参加体育锻炼，增强机体抵抗力。

第二节　原发性肾病综合征

肾病综合征（nephrotic syndrome）是指以各种肾脏疾病所致的大量蛋白尿（24 h尿蛋白定量超过3.5 g）、低白蛋白血症（血清白蛋白小于30 g／L）、高度水肿和高脂血症为临床表现的一组综合征，它不是一种独立的疾病，而是多种肾脏疾病的共同表现。

一、病因及发病机制

凡是能引起肾小球疾病者几乎均可产生肾病综合征，临床上一般分为原发性和继发性两大类。

（一）病因

原发性：原发于肾脏本身的肾小球疾病，急性肾炎、急进性肾炎、慢性肾炎、肾小球肾炎都可在过程中发生肾病综合征。病理上以微小病变、系膜增生性肾炎、膜性肾病、膜增生性肾炎、局灶节段性肾小球硬化、新月体性肾炎等为多见。

继发性：继发于全身性的或其他系统的疾病，常见于系统性红斑狼疮、糖尿病、过敏性紫癜、乙肝相关性肾炎、多发性骨髓瘤、淋巴瘤、淀粉样变、结节病及其他病原菌感染等。

先天性或遗传性疾病：如奥尔波特综合征（Alport syndrome）等。

（二）发病机制

各种病理类型发病机制不尽相同，下面就常见的不同病理类型的原发性肾小球疾病作一简述。

1.微小病变

一般认为该病理类型多由细胞免疫异常所致。对于肾小球所带负电荷减少，也有人认为是由于某种物质中和了肾小球所带的负电荷，肾小球的电荷屏障作用下降，肾小球滤过大量以白蛋白为主的蛋白质，形成蛋白尿。

2.系膜增生性肾炎

内源性或外源性抗原刺激机体产生抗体，并在血液中形成循环免疫复合物，然后在肾小球系膜区沉积，激活补体、中性粒细胞、细胞因子及炎症介质等，导致肾小球损伤。本病包括免疫球蛋白 A（IgA）肾病。

3.膜性肾病

外源性抗原种植于肾小球毛细血管的上皮细胞下（足突细胞与基底膜之间）或肾小球上皮细胞糖蛋白抗原（如 GP330）刺激机体产生抗体，在上皮细胞下形成原位免疫复合物，主要激活补体，形成膜攻击复合物（C5b-9），导致基底膜和上皮细胞损伤。

4.局灶性节段性肾小球硬化

开始阶段可能为免疫反应所致，或由其他病理类型转换而来，在形成局灶或节段性肾小球硬化后，主要为肾小球血流动力学异常、脂质代谢异常、细胞因子及血小板作用等进一步加重肾小球损伤。

总之，各种肾小球疾病均可导致肾小球滤过屏障（机械和电荷屏障）的损伤，血浆中的蛋白质滤过增多，超过肾小管重吸收或肾小管根本不能重吸收的蛋白质出现在尿中，形成蛋白尿。大量白蛋白经尿中丢失及肾小管对重吸收的白蛋白分解可导致低白蛋白血症。血浆白蛋白的降低使血浆胶体渗透压下降，血液中的液体进入第三组织间隙，肾素-血管紧张素-醛固酮系统兴奋导致水钠潴留产生水肿。低血浆白蛋白刺激肝脏合成蛋白质增加，脂蛋白合成也增加，并且分解下降，使血脂增高，产生高脂血症。

二、护理

（一）主要护理诊断及医护合作性问题

1.体液过多

与肾病性水肿或并发肾衰竭有关。

2.营养失调，低于机体需要量

与大量蛋白尿、摄入量减少及肠道吸收障碍有关。

3.有感染的危险

与抵抗力下降、激素及免疫抑制剂的应用等有关。

4.有皮肤完整性受损的危险

与水肿、营养不良、某些诊疗操作损伤等有关。

5.活动无耐力

与水肿、蛋白尿、用药等有关。

（二）护理措施

1.饮食护理

给予低优质蛋白饮食，每日 0.55～0.66 g/kg，每日供能≥146 kJ/kg，脂肪占能量的 30%～40%。钠的摄入每日不超过 2 g，高度水肿而尿量少者应严格限制水的入量，仅有下肢水肿，尿量每天在 1000 mL 左右，可不限制水的摄入，但也不宜过度饮水，注意补充各种维生素及微量元素。

2.休息与活动

肾病综合征患者有明显水肿和高血压患者应卧床休息，水肿消退及血压平稳后可下床活动，病情平稳后观察半年无复发者可参加室内轻工作，但应避免过度劳累。

3.预防感染

患者可加重病情，严重感染可危及患者生命，应积极预防感染的发生。加强皮肤、口腔护理，各项护理操作都应严格无菌，避免感染。病房每天要进行空气消毒，减少探视，尽量不到公共场所，预防交叉感染。适当锻炼，以提高机体抵抗力。

4.观察

严密观察体重、血压变化，准确记录 24 h 尿量，定时测量血压。密切观察病情变化，注意有无尿毒症和心力衰竭的早期征兆。

5.其他

教育患者正确按医嘱服用激素、利尿药、免疫抑制剂、抗凝药、中药等，不可随意停药，以防加重病情。

第三节　尿路感染

尿路感染（urinary tract infection）通常是指由病原微生物直接侵袭尿路引起的感染性疾病，包括肾盂肾炎、膀胱炎及尿道炎，因有时感染难以定位，故可暂时统称为尿路感染。肾盂肾炎为上尿路感染，膀胱炎和尿道炎为下尿路感染。下尿路感染可单独存在，而肾盂肾炎多伴有下尿路感染。本病好发于育龄期妇女，男女发病之比约为 1∶10。

一、病因及发病机制

尿路感染最常见的致病菌是肠道革兰阴性杆菌，其中以大肠埃希菌最常见，占 70％以上，其次为变形杆菌、克雷伯菌、葡萄球菌、粪肠球菌等，偶有真菌和病毒感染。其感染途径有以下几种。①上行感染：为最常见的感染途径，细菌沿尿路上行经膀胱到达肾盂及肾实质引起感染。②血行感染：较少见。当体内感染病灶中的细菌侵入血流时，可经血行到达肾脏引起炎症。③直接（毗邻）感染：少见。由尿路附近的感染病灶直接蔓延所引起的感染。

正常人泌尿系统有一定的抗菌防卫能力，当存在下列因素时易诱发感染：①尿路不畅，这是最主要的易患因素，如尿路结石、肿瘤、尿道狭窄、前列腺肥大、妊娠子宫压迫输尿管等，使排尿不畅，细菌容易在局部繁殖而发生感染；②泌尿系统畸形或结构异常，如肾发育不良、肾盂及输尿管畸形；③机体免疫功能降低，慢性全身性疾病如糖尿病、贫血、慢性肝病、慢性肾病，以及长期使用免疫抑制剂等，均可使全身抵抗力降低而易致细菌感染；④其他：尿道口附近病灶如会阴部炎症、阴道炎、前列腺炎等蔓延，可造成上行感染。导尿和尿路器械检查也易诱发尿路感染。

治疗原则是积极寻找并去除易患因素，如解除尿路梗塞，纠正肾和尿路畸形等。合理使用抗生素，辅以一般治疗，达到消除症状、控制感染、保护肾功能和预防复发的目的。急性期如能得到及时、彻底的治疗和护理，一般可治愈，但易复发。若病情反复发作或迁延不愈即转入慢性期，则可进一步导致肾实质损害，影响肾功能。

二、护理

（一）主要护理诊断及医护合作性问题

1.排尿异常

与膀胱颈和膀胱三角区受炎症刺激有关。

2.体温过高

与细菌感染引起体温调节障碍有关。

3.焦虑

与膀胱刺激征引起的不适、疾病反复发作有关。

4.知识缺乏

与缺乏有关疾病防治的知识有关。

5.潜在并发症

肾乳头坏死、肾周围脓肿、慢性肾功能不全。

（二）护理措施

1.休息与饮食的护理

肾功能不全时应选择高糖、优质、低蛋白饮食，提供足够的热量和必需氨基酸，以减少自体蛋白质分解，限制钠盐和含钾高的食物及药物。

2.病情观察

密切监测生命体征，尤其是体温的变化，并及时准确记录，同时观察尿频、尿急、尿痛、肾区疼痛的程度及演变情况。如经治疗后仍高热不退，腰痛加剧，或有坏死物排出，应考虑是否出现肾乳头坏死、肾周围脓肿等并发症。

3.清洁中段尿培养标本的采集

留取标本前用肥皂水清洗外阴部，不宜使用消毒剂。宜在用抗生素前或停药 5 天后收集标本，不宜多饮水，并保证尿液在膀胱停留 6.8 h，以提高阳性率。指导患者排尿并留取中间一段置于无菌容器内，于 1 h 内做培养和菌落计数，以防杂菌生长。

4.遵医嘱给予抗生素

应向患者强调正规应用抗生素对治疗的重要性，嘱患者必须按医嘱坚持完成疗程。在未有药物敏感试验结果时，应选用对革兰氏阴性杆菌有效的抗菌药物，常用复方磺胺甲噁唑、喹诺酮类。

（1）急性膀胱炎：常用 3 日疗法，即用药 3 日，可用复方磺胺甲噁唑 2 片，每日 2 次，或诺氟沙星 2 粒，每日 3 次。停服抗生素 7 日后，复诊时没有尿路刺激征，做清洁中段尿细菌培养，如结果阴性，表示急性膀胱炎治愈。否则按肾盂肾炎处理。

（2）急性肾盂肾炎：

①急性期的治疗：对轻型急性肾盂肾炎或经 3 日疗法治疗失败的尿路感染，应口服有效抗菌药物 14 天。较严重者需静脉输注敏感抗生素至退热 72 h 后，改用口服抗菌药，完成 2 周疗程，重症患者可选择 2～3 种敏感抗生素联合静脉输注，直至退热 72 h 后，再改用口服抗菌药，完成 2 周疗程。

②慢性期的治疗：寻找和去除易感因素，联合使用两种以上的抗生素，疗程宜长，通常为 2～4 周。若无效或复查中再发，可选用敏感药物分 2～4 组，轮换用药，每组用一疗程，中间停药 3～5 天，共 2～4 个月。若仍有复发，可采用低剂量长期抑菌治疗，如复方磺胺甲噁唑、呋喃妥因、氨苄西林、氧氟沙星等任何一种药，于每晚睡前服用 1 剂，可长达 6～12 个月，多可防止再发。

③无症状细菌尿：非妊娠妇女的无症状细菌尿，一般不予治疗；对妊娠妇女必须按一般尿路感染治疗，选用肾毒性较小的抗生素，如青霉素类、头孢菌素类等。学龄前儿童的无症状细菌尿也应予以治疗。

5.调整尿液酸碱度

尿液酸碱度直接影响抗生素的疗效。服用碳酸氢钠碱化尿液，可增强氨基糖苷类抗生素、青霉素、磺胺类等药物疗效，且能缓解尿路刺激症状；服维生素 C 酸化尿液，可增强呋喃妥因疗效。

6.观察药物副作用

详细介绍所用药的服药方法及可能出现的副作用。用药期间观察患者有无异常感觉，一旦发现不良反应，应与医生联系，立即停药，或更换其他药物。呋喃妥因服用后可引起恶心、呕吐、食欲不振等消化道反应，长期用药可并发末梢神经炎；喹诺酮类可出现轻度消化道反应、皮肤瘙痒等；氨基糖苷类抗生素对肾脏和听神经均有毒性。

7.心理护理

鼓励患者表达对疾病的认识和内心感受。向患者解释本病的病因、治疗方法及预后，以缓解患者焦虑、紧张不安的情绪，帮助患者树立战胜疾病的信心。根据患者的排尿需要，选择合适的便器及排尿方式，表示对患者的理解与尊重。

第六章　神经系统疾病护理

第一节　三叉神经痛

三叉神经痛（trigeminal neuralgia）是一种原因未明的，三叉神经分布区内短暂的、反复发作的、难以忍耐的阵发性剧痛，又称为原发性三叉神经痛。

一、病因与发病机制

原发性三叉神经痛的病因仍不清楚，多数人认为是由脑干三叉神经感觉主核或半月神经节细胞发作性放电引起的，也有人认为是半月节附近的动脉硬化，小血管团压迫三叉神经根等原因引起的，而确切的病因仍不清楚。继发性三叉神经痛常为脑桥小脑角占位性病变、多发性硬化等所致。

二、护理

（一）护理评估

1.了解病史

询问患者面部疼痛的特点及诱发的因素。

2.身体评估

注意评估患者疼痛的部位、性质及持续时间等；观察面部有无皮肤粗糙、色素沉着及眉毛脱落等。神经系统检查有无阳性体征。

3.心理评估

了解患者对自身疾病的认识，观察有无情绪变化，如患者是否因面部疼痛难忍和自我形象改变而心情烦躁，是否因为病情长期反复发作而丧失信心，甚至出现悲观心理。

4.辅助检查一般无异常发现

（二）护理诊断

面部、上、下颊等三叉神经分布区疼痛，与三叉神经损害有关。

（三）护理目标

患者能说出引起或加重疼痛的因素，并设法避免；能运用有效的方法缓解疼痛，正确使用止痛药，疼痛发作次数减少或程度减轻。

（四）护理措施

1.一般护理

保持室内光线柔和，周围环境安静、安全，避免患者因周围环境刺激而产生焦虑，加重疼痛；饮食宜清淡，保证机体营养，避免粗糙、干硬、辛辣食物，严重者予以流质饮食。

2.疼痛的护理

观察患者疼痛的部位、性质，与患者进行交谈，帮助患者了解疼痛的原因与诱因；指导患者运用想象、分散注意力、放松、适当按摩疼痛部位等技巧减轻疼痛；生活有规律，保证充分的休息，鼓励患者参加一些娱乐活动，如看电视、杂志，听音乐，跳交谊舞等，以减轻疼痛和消除紧张情绪；尽可能减少刺激因素，如洗脸、刷牙、刮胡子、咀嚼等。

3.用药护理

按时服药，并将药物副作用向患者说明，使之更好合作。如用卡马西平可致眩晕、嗜睡、恶心、步态不稳，多在数日后消失；偶有皮疹、白细胞减少，需停药。

4.心理护理

由于咀嚼、哈欠、讲话等可诱发疼痛，以致患者不敢做这些动作，且出现面色憔悴、精神忧郁和情绪低落，护理人员应给予疏导和支持，帮助患者树立与疾病做斗争的信心，使患者积极配合治疗。

5.健康指导

护士应帮助患者及家属掌握本病治疗和训练方法。洗脸、刷牙时动作轻柔，吃软食，禁吃较硬的食物，以免诱发疼痛。遵医嘱合理用药，学会识别药物不良反应。不要随意更换药物或停药。若有眩晕、步态不稳、皮疹等及时就诊。

第二节 颅内压增高

颅内压是指颅腔内容物对颅腔壁产生的压力，颅腔内容物包括脑组织、脑脊液和血液，三者与颅腔容积相适应，维持正常的颅内压力，此压力随呼吸、血压而有细微波动。通过侧卧位腰椎穿刺或直接脑室穿刺测定颅内压，正常值成人为 $70\sim200$ mmH$_2$O（$0.7\sim2.0$ kPa），儿童为 $50\sim100$ mmH$_2$O（$0.5\sim1.0$ kPa）。

任一颅腔内容物体积或量的增加，均会导致另两项颅腔内容物体积或量的缩减，以维持正常的颅内压力。此调节作用有一定的限度，主要依靠脑脊液量的增减进行，总调节力为 8％～10％，当颅腔内容物增加或颅腔容积缩减超出了代偿范围时，即可发生颅内压增高。

颅内压增高是指颅内压持续在 200 mmH$_2$O（2.0 kPa）以上，并出现头痛、呕吐、视盘水肿等临床表现的一种临床综合征。颅内压增高是许多颅脑疾病都可以出现的综合征，常发生于颅脑损伤、颅内肿瘤、颅内出血、脑积水和颅内感染等疾病之后；持续颅内压增高可导致脑疝，是颅脑疾病患者死亡的主要原因。颅内压增高根据病因分为弥漫性和局灶性两类，根据病变发展速度分为急性、亚急性和慢性 3 类。

一、病因

1.脑水肿

常因脑缺氧、脑外伤、脑及脑膜感染、汞或砷中毒等造成。

2.脑积水

常因脑脊液分泌过多、循环受阻或吸收障碍导致的脑脊液在颅内过多蓄积所致。

3.颅内血肿

多因颅脑外伤所致，包括硬脑膜外、硬脑膜下、脑内血肿。

4.颅内肿瘤

一般肿瘤体积越大，颅内压增高越明显，肿瘤的部位、性质和生长速度对其也有很大的影响。

5.颅内感染

脑脓肿、化脓性与病毒性脑膜炎多伴有颅内压增高；结核性脑膜炎晚期，因颅底部炎性粘连，脑脊液循环通路受阻，引起梗阻性脑积水，以致出现颅内压增高。

6.脑寄生虫病

含脑型血吸虫病、脑棘球蚴病、脑囊虫病、脑型肺吸虫病等。

7.其他

凹陷性颅骨骨折、狭颅症等。

二、病理

1.脑组织灌注不足

因调节颅内压，脑血流量减少，脑组织缺血缺氧，加重脑水肿，使颅内压更趋增高。当脑灌注压低于 40 mmHg 时，脑血流调节作用失效；当颅内压接近平均动脉压时，脑灌注基本停止。

2.脑疝

脑疝是颅内压增高的严重并发症，即脑组织从压力高处向压力低处移位，压迫脑干、血管和神经而产生的一系列严重病变。小脑幕切迹疝是指颞叶的海马回、钩回通过小脑幕裂孔向幕下移位。枕骨大孔疝是指小脑扁桃体及延髓经枕骨大孔向椎管移位。

三、护理

（一）主要护理诊断及医护合作性问题

1.疼痛

与颅内压增高有关。

2.体液不足

与频繁呕吐、控制摄入量及应用脱水剂有关。

3.组织灌流量改变

与颅内压增高导致脑血流量下降有关。

4.潜在并发症

脑疝、窒息等。

（二）护理措施

1.一般护理

（1）体位：床头抬高15°～30°，以利于颅内静脉回流，减轻脑水肿。注意头颈不要过伸或过屈，以免影响颈静脉回流。昏迷患者取侧卧位，便于排出呼吸道分泌物。

（2）饮食与补液：对于不能进食者，成人每日静脉输液量在1500～2000 mL，其中0.9 %氯化钠溶液不超过500 mL，保证每日尿量不少于600 mL，并且应控制输液速度，防止短时间内输入大量液体，加重脑水肿。神志清醒者给予普通饮食，但要限制钠盐摄入量。

（3）吸氧：持续或间断吸氧有助于降低颅内压，尤其是适度地辅助过度换气，可以降低$PaCO_2$，使脑血管收缩，减少脑血流量，降低颅内压。

（4）加强生活护理：适当保护患者，避免意外损伤。昏迷、躁动不安者切忌强制约束，以免患者挣扎导致颅内压增高。

2.病情观察

重点观察意识、生命体征、瞳孔和肢体活动的变化。意识反映大脑皮质和脑干的功能状况，评估意识障碍的程度、持续时间和演变过程是分析病情进展的重要指标；急性颅内压增高早期患者的生命体征常有"二慢一高"现象；瞳孔的观察对判断病变部位具有重要的意义，要注意双侧瞳孔的直径，是否等大、等圆，以及对光反射的灵敏度，颅内压增高患者出现病侧瞳孔先小后大，对光反射迟钝或消失，提示小脑幕切迹疝的发生；小脑幕切迹疝压迫患侧大脑脚，出现对侧肢体瘫痪，肌张力增高，腱反射亢进，病理反射阳性，但有时脑干被推向对侧，使对侧大脑脚受压，造成脑疝同侧肢体瘫痪，应结合瞳孔变化及有关资料进行综合分析。

3.防止颅内压骤然升高的护理

（1）休息：保持病房安静，患者卧床休息，清醒患者不要用力坐起或提重物。稳定患者情绪，避免情绪波动，以免血压骤升而加重颅内压增高。

（2）保持呼吸道通畅：当呼吸道梗阻时，患者用力呼吸使胸腔内压力增高，由于颅内静脉无静脉瓣，胸腔内压力能直接逆行传导到颅内静脉，造成静脉淤血，加重颅内压增高。同时，呼吸道梗阻使 $PaCO_2$ 增高，致脑血管扩张，脑血容量增多，加重颅内高压。应及时清除呼吸道分泌物，预防呕吐物吸入呼吸道；舌根后坠影响呼吸者，应及时安置口咽通气管；昏迷患者或排痰困难者，应配合医生及早行气管切开术。

（3）避免剧烈咳嗽和用力排便：患者剧烈咳嗽和用力排便时，胸、腹腔内压力增高，有诱发脑疝的危险，因此要预防和及时治疗感冒，避免咳嗽。颅内压增高患者因限制水分摄入及使用脱水剂，容易发生便秘，应鼓励能进食的患者多吃富含粗纤维的食物，促进肠蠕动。2 天以上未排便者，及时给缓泻剂以防止便秘；已发生便秘者切勿用力屏气排便，可用缓泻剂或低压小量灌肠，避免高压大量灌肠，必要时用手指掏出粪块。

（4）控制癫痫发作：癫痫发作可加重脑缺氧和脑水肿，应遵医嘱按时给予抗癫痫药，并要注意观察有无癫痫症状出现。

4.用药护理

（1）应用脱水药：通过减少脑组织中的水分，缩小脑的体积，降低颅内压。最常用脱水药有 20 ％甘露醇 250 mL，在 30 min 内快速静脉滴注，每日 2～4 次。脱水治疗期间应准确记录出入水量，并注意纠正脱水药引起的电解质紊乱。停止使用脱水药时，应逐渐减量或延长给药间隔，以防止颅内压反跳现象。

（2）应用糖皮质激素：主要改善血脑屏障通透性预防和治疗脑水肿，并能减少脑脊液生成，使颅内压下降。常用地塞米松 5～10 mg，每日 1～2 次静脉注射；在治疗中应注意防止并发高血糖、感染和应激性溃疡。

5.脑疝的急救与护理

（1）快速静脉滴注 20％甘露醇 200～400 mL，利用留置导尿管观察脱水效果。

（2）保持呼吸道通畅，给予吸氧。如系枕骨大孔疝，应迅速备好穿刺用物及器械。配合医生行脑室穿刺脑脊液引流术，不少患者在脑脊液引流后，自主呼吸可逐渐恢复。

（3）密切观察患者的呼吸、心率、瞳孔变化，对呼吸功能障碍者应即行人工呼吸并进行气管内插管辅助呼吸。

（4）紧急做术前特殊检查和手术准备。

6.脑室外引流的护理

脑室外引流主要用于脑室出血、颅内压增高、急性脑积水的急救，可暂时缓解颅内压增高；还可以通过脑室外引流装置监测颅内压变化、采集脑脊液标本进行实验室检查，必要时向脑室内注药治疗。其护理要点如下。

（1）妥善固定：将引流管及引流瓶妥善固定在床头，使引流管开口高于侧脑室平面 10～15 cm，以维持正常的颅内压。

（2）控制引流速度和量：引流量以每日不超过 500 mL 为宜，避免颅内压骤降造成的危害。

（3）保持引流通畅：避免引流管受压和折叠，若引流管有阻塞，可挤压引流管，将血块等阻塞物挤出，或在严格无菌操作下用注射器抽吸，切不可冲洗，以免管内阻塞物被冲入脑室系统，造成脑脊液循环受阻。

（4）注意观察引流液的量和性质：若引流出大量血性脑脊液提示脑室内出血，脑脊液混浊提示有感染。

（5）严格遵守无菌操作原则：每日更换引流袋时先夹住引流管，防止空气进入和脑脊液逆流颅内，预防逆行感染。

（6）拔管：引流时间一般为1～2周，开颅手术后脑室引流不超过3～4天；拔管前应注意生命体征变化，无颅内压增高症状方可拔管，拔管时先夹闭引流管，以免管内液体逆流入颅内引起感染。

7.冬眠疗法的护理

冬眠疗法是指应用药物和物理方法降低体温，使患者处于亚低温状态，目的是降低脑耗氧量和脑代谢率，减少脑血流量，增加脑对缺血缺氧的耐受力，减轻脑水肿。适用于各种原因引起的严重脑水肿、中枢性高热。儿童和老人应慎用；休克、全身衰竭或有房室传导阻滞者禁用。

（1）将患者安置于单人房间，光线宜暗，室温为18～20℃。

（2）给予冬眠药物30 min，患者机体御寒反应消失，进入睡眠状态后，方可加用物理降温措施，以每小时下降1℃、肛温32～34℃为宜。

（3）密切观察患者意识、瞳孔、生命体征和神经系统征象，收缩压<70 mmHg时，或脉搏>100次/分、呼吸次数减少或不规则时，应终止冬眠疗法。

（4）液体输入量每日不宜超过1500 mL，鼻饲饮食温度应与当时体温相同。

（5）预防肺部、泌尿系统感染，防止冻伤和压疮。

（6）冬眠疗法一般为3～5天，先停止物理降温，然后停用冬眠药物，注意保暖，让体温自然回升。

8.心理护理

保持病房安静和舒适。鼓励患者和其家属说出焦虑、恐惧心理的感受，帮助患者接受疾病带来的改变。介绍疾病有关的知识和治疗方法，消除患者的疑虑和误解，指导患者学习康复的知识和技能。

（三）健康指导

颅内压增高的患者要预防剧烈咳嗽、便秘、提重物等使颅内压骤然升高的因素，以免诱发脑疝。

对有神经系统后遗症的患者，要针对不同的心理状态进行心理护理，应鼓励患者尽早生活自理，对恢复过程中出现的头痛、耳鸣、记忆力下降等给予适当的解释，使患者树立起信心。

第七章 内分泌疾病护理

第一节 糖尿病护理

糖尿病（diabetes mellitus）是一种常见的代谢内分泌疾病，分为原发性和继发性两类。原发性糖尿病简称糖尿病。其基本病理生理改变为胰岛素分泌绝对或相对不足，伴有胰岛素抵抗，从而引起糖、脂肪和蛋白质代谢紊乱。临床以血糖升高、糖耐量降低和尿糖，以及多尿、多饮、多食和消瘦为特点。长期血糖控制不良可并发血管、神经、眼和肾脏等慢性并发症。急性并发症中以酮症酸中毒和糖尿病高血糖高渗性状态最多见和最严重。最新的调查结果显示，我国成人糖尿病的患病率已达 9.7%。继发性糖尿病又称症状性糖尿病，大多继发于拮抗胰岛素的内分泌疾病。

一、概述

本病病因至今未明，目前认为与下列因素有关。

（一）遗传因素

遗传因素在糖尿病发病中的重要作用较为肯定，但遗传方式不清。糖尿病患者，尤其是成年发病的糖尿病患者有明显的遗传因素，这已在家系调查中得到证实。同卵孪生子，一个发现糖尿病，另一个发病的概率很大。

（二）病毒感染

尤以柯萨奇病毒 B、巨细胞病毒、心肌炎、脑膜炎病毒感染后，导致胰岛 β 细胞破坏而致糖尿病。幼年型发病的糖尿病患者与病毒感染致胰岛功能减退的关系更为密切。

（三）自身免疫紊乱

糖尿病患者常同时并发其他自身免疫性疾病，如甲状腺功能亢进症、慢性淋巴细胞性甲状腺炎等。此外，在部分糖尿病患者的血清中可发现抗胰岛细胞的抗体。

（四）胰高糖素过多

胰岛 a 细胞分泌胰高糖素，其分泌受胰岛素和生长激素抑制因子的抑制。糖尿病患者常发现胰高糖素水平增高，故认为糖尿病除有胰岛素相对或绝对不足外，还有胰高糖素分泌增多。

（五）其他因素

现公认的主要环境因素：现代生活方式，摄入的热量过高而体力活动减少导致肥胖（尤其是腹部肥胖，加重胰岛素抵抗），高龄、紧张的生活工作节奏、社会、精神等应激增加，出生时体重过重（4 kg 以上）等都与糖尿病的发病有密切的关系。

二、护理

（一）病情观察

糖尿病患者入院后首先要明确患者属于哪一型的糖尿病，是 1 型糖尿病还是 2 型糖尿病。病情的轻重、有无并发症，包括急性和慢性并发症。对于合并急性并发症如糖尿病酮症酸中毒、高渗非酮性昏迷等应迅速抢救，做好给氧、输液、定时检测血糖、血气分析，血电解质及尿糖、尿酮体等检查的准备。

1.胰岛素相对或绝对不足所致代谢紊乱综合征观察

葡萄糖利用障碍：由于肝糖原合成速度降低，分解加速，糖异生增加，临床出现明显高血糖和尿糖，口渴、多饮、多尿，善饥多食症状加剧。

蛋白质分解代谢加速导致负氮平衡，患者表现为体重下降、乏力，组织修复和抵抗力降低，儿童则出现发育障碍、延迟。

脂肪动用增加，血游离脂肪酸浓度增高，酮体的生成超过组织排泄速度，可发展为酮症及酮症酸中毒。脂肪代谢紊乱可导致动脉粥样硬化，影响眼底动脉、脑动脉、冠状动脉、肾动脉及下肢动脉，发生相应的病变，如心肌梗死、脑血栓形成、肾动脉硬化、肢端坏死等。

2.其他糖尿病慢性病变观察

神经系统症状、视力障碍、皮肤变化，有无创伤、感染等。

3.生化检验

尿糖、血糖、糖化血红蛋白、血脂、肝功能、肾功能、血电解质、血气分析等。

4.糖尿病酮症酸中毒观察

诱因：常见的诱因是感染、胰岛素中断或减量过多、饮食不当、外伤、手术、分娩、情绪压力、过度疲劳等，对胰岛素的需要量增加。

症状：烦渴、多尿、消瘦、软弱加重，逐渐出现恶心、呕吐、脱水，甚至少尿、肌肉疼痛、痉挛。亦可有不明原因的腹部疼痛。中枢神经系统症状有头痛、嗜睡，甚至昏迷。

体征：①脱水征，皮肤干燥，缺乏弹性，眼球下陷。②库斯莫尔呼吸（Kussmaul respiration），呼吸深快、节律不整及呼气有酮味（烂苹果味）。③循环衰竭表现，脉细速、四肢厥冷、血压下降，甚至休克。④各种反射迟钝、消失，嗜睡甚至昏迷。

实验室改变：血糖显著升高，高于 16.7 mmol/L，血酮增高，二氧化碳结合力降低，尿糖及尿酮体呈强阳性反应，血白细胞增高。酸中毒失代偿期血 pH 值低于 7.35，动脉 HC07 低于 15 mmol/L，剩余碱负值增大，血 K^+、Na^+、Cl^- 降低。

5.低血糖观察

常见原因：糖尿病患者过多使用胰岛素、口服降糖药物，进食减少或活动增加但未增加食物的摄入。

症状：头晕、眼花、饥饿感、软弱无力、颤抖、出冷汗、心悸、脉快，严重者出现精神、神经症状，甚至昏迷。

体征：面色苍白、四肢湿冷、心率加快，初期血压上升后期下降，共济失调，定向障碍，甚至昏迷。

实验室改变：血糖不低于 3.9 mmol/L。

6.糖尿病高血糖高渗性状态（原高渗非酮性糖尿病昏迷）的观察

诱因：最常见于老年糖尿病患者。感染、急性胃肠炎、胰腺炎、脑血管、严重肾脏疾病、血液透析治疗、手术，以及服用加重糖尿病的某些药物如泼尼松、免疫抑制药、噻嗪类利尿药，在病程早期因误诊而输入葡萄糖液、口服大量糖水、牛奶等，诱发或促使病情恶化，出现高渗非酮性糖尿病昏迷。

症状：多尿、多饮、发热、食欲缺乏、恶心、失水、嗜睡、幻觉、上肢震颤，最后陷入昏迷。

体征：失水及休克体征。

实验室改变：高血糖（高于 33.0 mmol/L）、高血浆渗透压（高于 330 mmol/L）、高钠血症（高于 155 mmol/L）和氮质血症，血酮、尿酮阴性或轻度增高。

（二）检查护理

1.血糖

血糖监测。目前一般医院大多采用静脉抽取血浆（或离心取血清），使用自动生化分析仪测定血糖，这对于病情轻、血糖控制满意者，只需数周观察一次血糖者仍是目前常用方法，但这种方法不可自我监测。20 世纪 70 年代，世界糖尿病治疗领域具有里程碑意义的就是自我血糖监测技术的出现。近年来袖珍式快速毛细血管血糖仪的应用日趋普遍，用这种方法患者可以自己进行血糖监测。自我血糖监测可以及时、全面地掌握患者血糖的控制情况，为指导患者合理饮食、运动及调整用药提供科学依据，是糖尿病整体治疗的一个重要组成部分，是保证糖尿病治疗达标的最基本手段。

2.尿糖

尿糖是衡量血糖的间接手段，尤其是对于没有条件进行多次血糖检测的糖尿病患者来说，尿糖检测也不失为一个方便而经济的病情监测手段。其优点在于简单易行，没有痛苦，价格低廉。正常人每天仅有极少量葡萄糖从尿中排出（每日低于 100 mg），一般检测方法不能测出。如果每日尿中排糖量高于 150 mg，则可测出。但除葡萄糖外，果糖、乳糖或尿中一些还原性物质（如吗啡、水杨酸类、水合氯醛、氨基比林、尿酸等）都可发生尿糖阳性。尿糖含量的多少除可反映血糖水平外，还受到肾糖阈的影响，故对尿糖结果的判定要综合分析。

（三）饮食治疗护理

饮食治疗是所有糖尿病治疗的基础，是糖尿病自然病程中任何阶段预防和控制糖尿病必不可少的措施。通过饮食控制减轻胰岛 β 细胞负担，以求恢复或部分恢复胰岛的分泌功能。

（四）运动疗法护理

1.运动的目的

运动能促进对血循环中的葡萄糖与游离脂肪酸的利用，降低血糖、三酰甘油，增加人体对胰岛素的敏感性，使胰岛素与受体的结合率增加。尤其对于肥胖的糖尿病患者，运动既可减轻体重，降低血压，又能改善机体的异常代谢状况，改善血液循环与肌肉张力，增强体力，同时还能减轻患者的压力和紧张程度。

2.运动治疗的原则

适量、经常性和个体化。运动计划的制订要在医务人员的指导下进行。运动项目要和患者的年龄、健康状况，社会、经济、文化背景与患者的体质相适应，即运动的项目和运动量要个体化。应将体力活动融入日常的生活中。

3.运动方式

最好做有氧运动，如散步、跑步、骑自行车、做广播操、游泳、爬山、打太极拳、打羽毛球、滑冰、划船等。其中散步安全简便，容易坚持，可作为首选的锻炼方式。散步 30 min 约消耗能量 0.4 J，如每天坚持散步 30 min，1 年内可减轻体重 4 kg。骑自行车每小时消耗 1.2 J，游泳每小时消耗 1.2 J，跳舞每小时消耗 1.21 J，球类活动每小时消耗 1.6～2.0 J。

4.运动的强度

以保持健康为目的的体力活动为每日至少 30 min 中等强度的活动（每周不少于 150 min）；每周最好进行 2 次肌肉运动如举重训练，训练时阻力为轻或中度。中等强度的体力活动包括快走、打太极拳、骑车、打高尔夫球和园艺活动；较强体力活动为舞蹈、有氧健身、慢跑、游泳、上坡骑车。可根据运动 1 h 后的心率与预期最大心率间的关系（有自主神经病变者不适用）来估计。

5.运动时间的选择

使用促胰岛素促泌剂和注射胰岛素的患者应避免在空腹时运动，运动应在餐后 1 h 开始。乙醇可加重运动后发生低血糖的危险性。单纯饮食控制、服用其他类型降糖药物治疗的 2 型糖尿病患者运动时肌肉利用葡萄糖增多，血糖明显下降，但不易出现低血糖。因此，运动时间无严格限制。

6.运动治疗的安全性

运动治疗不应只强调运动的益处，还要注意和避免运动可能引起的危险，如运动有导致冠心病患者发生心绞痛、心肌梗死或心律失常的危险，增殖性视网膜病变的患者有发生玻璃体积血的可能性，神经病变的患者有发生下肢，特别是足部外伤的危险性。所有糖尿病患者在运动之前均应做相关的检查、评估，以确保安全。

（五）胰岛素治疗护理

胰岛素能加速糖利用，抑制糖原异生以降低血糖，并改善脂肪和蛋白质代谢。以前使用的胰岛素制剂多是从家畜（牛、猪）的胰腺制取的，现常用人工基因重组合成的人胰岛素，如诺和灵、优泌林等。因胰岛素是一种蛋白质，口服易被消化酶破坏而失效，故需用注射法给药。

1.适应证

1 型糖尿病患者；明显消瘦的 2 型糖尿病患者；经饮食、运动和口服降糖药联合应用仍不能达到治疗目标者；妊娠糖尿病及糖尿病合并妊娠的妇女，妊娠期、分娩期、哺乳期，血糖不能单用饮食控制达标者；糖尿病急性并发症、急性感染，外伤，手术，急性心、脑血管梗死者，或合并严重心、肾、眼并发症者。

2.制剂类型

胰岛素根据其来源和化学结构可分为动物胰岛素、人胰岛素和胰岛素类似物，根据其作用特点可分为超短效胰岛素类似物、普通（短效）胰岛素、中效胰岛素、长效胰岛素（包括长效胰岛素类似物）和预混胰岛素。临床试验证明，胰岛素类似物在模拟生理性胰岛素分泌和减少低血糖发生的危险性方面优于动物胰岛素和人胰岛素。

3.注意事项

胰岛素的保存：长效及中效胰岛素在 5℃可放置 3 年效价不变，而普通胰岛素（RI）在 5℃放置 3 个月后效价稍减。一般而言，中效及长效胰岛素比 RI 稳定。胰岛素在使用时放在室温中 1 个月效价不会改变。胰岛素应储藏在 2～8℃环境中，但切勿冷冻，温度太低可使胰岛素变性，失去生物活力，同时胰岛素也不应受热或阳光照射。在使用前应注意观察，如发现异样或结成小粒的情况应弃之不用。

注射胰岛素剂量需准确，用 1 mL 注射器抽吸。要注意剂量换算，有的胰岛素为每瓶（10 mL）400 U 包装，1 mL 含 40 U，有的为每瓶（3 mL）300 U 包装，1 mL 内含 100 U，必须分清，注意不要把 U 误认为 mL。

使用时注意胰岛素的有效期，一般各种胰岛素出厂后有效期多为 1～2 年，过期胰岛素影响效价。

注射用具和消毒：以往多采用 1 mL 玻璃注射器，针头用高压蒸气消毒，在家庭中可采用 75％乙醇浸泡法，每周用水煮沸 15 min。现多采用一次性胰岛素注射器、胰岛素笔、胰岛素泵等注射器具，使胰岛素治疗的实施变得更为准确、简单、方便、少痛或无痛。

混合胰岛素的抽吸：采用 1mL 玻璃注射器或一次性胰岛素注射器者，RI

和精蛋白锌胰岛素（PZI）同时注射时要先抽 RI 后抽 PZI 并充分混匀，因为 RI 是酸性，其溶液不含酸碱缓冲液，而 PZI 则含缓冲液，若先抽 PZI 则可能使 RI 因 pH 值改变而变性，反之，如果把小量 RI 混至 PZI 中，因 PZI 有缓冲液，对 pH 值的影响不大。另外，RI 与 PZI 混合后，在混合液中 RI 的含量减少，而 PZI 含量增加，这是因为 PZI 所含的精蛋白锌只有一部分和胰岛素结合，另一部分没有结合，当 RI 与其混合后，没有结合的一部分能和加入的 RI 结合，使其变成 PZI，1 U 大约可结合 0.5 U，也有人认为可以结合 1 U。

注射部位的选择与轮替：胰岛素采用皮下注射法，宜选择皮肤疏松部位，如上臂三角肌、臀大肌、股部、腹部等，若患者自己注射，腹部和股部最方便。注射部位要有计划地轮替进行（左肩→右肩→左股→右股→左臀→右臀→腹部→左肩），针眼之间应间隔 1.5～2 cm，1 周内不要在同一部位注射 2 次，以免形成局部硬结，影响药物的吸收及疗效。

经常运动的部位吸收胰岛素太快，应避免注射。吸收速度依注射部位而定，如 RI 注射于三角肌后吸收速度快于大腿前侧，大腿、腹部注射又快于臀部。

注射时间：RI（短效）起效需时约 30 min，为了使胰岛素与血糖高峰同步，RI 通常在餐前 15～30 min 注射。超短效胰岛素的特点是吸收快，起效时间短，多于餐前即刻注射，注射后必须立即进食，也可根据患者的需要在餐中或餐后即刻注射，严格要求患者按时就餐，注射时间与进餐时间要密切配合好，防止低血糖反应的发生。中效胰岛素或长效胰岛素根据需要可在睡前或早餐前注射。

各种原因引起的食欲缺乏、进食量少或因胃肠道疾病呕吐、腹泻而未及时减少胰岛素用量，都可引起低血糖，因此注射前要注意患者的病情变化，询问进食情况，如有异常，及时报告医师做相应处理。

如从动物胰岛素改换成人胰岛素，则应减少剂量，大约减少 1/4 的剂量。

第二节　甲状腺功能亢进症护理

甲状腺功能亢进症（hyperthyroidism），简称甲亢，是由多种病因引起的甲状腺激素分泌过多而致的常见内分泌病，多发生于女性，发病年龄以 20～40 岁为最多，临床以弥漫性甲状腺肿大、神经兴奋性增高、高代谢综合征和突眼为特征。

一、病因

目前得到公认的甲状腺功能亢进症的病因及发病机制主要与以下因素有关。

1.自身免疫性疾病

患者血清中已发现多种甲状腺自身抗体，包括有刺激性抗体和破坏性抗体，其中最重要的抗体是促甲状腺激素（TSH）受体抗体（TRAb）。TRAb 在本病患者血清中阳性检出率约为 90％，该抗体具有加强甲状腺细胞功能的作用。

2.遗传因素

可见同一家族中多人患病，甚至连续几代人患病。同卵双胞胎日后患病率高达 50％。本病患者家族成员患病率明显高于普通人群。有研究表明本病有明显的易感基因存在。

3.精神因素

可能是本病的重要诱发因素。

二、护理

（一）一般护理

1.休息

因患者常有乏力、易疲劳等症状，故需充分的休息，避免疲劳，休息可使机体代谢率减低。重症甲状腺功能亢进症及甲状腺功能亢进症合并心功能不全、心律失常、低钾血症等必须卧床休息。病区要保持安静，室温稍低、色调和谐，避免患者受精神刺激或过度兴奋，使患者得到充分的休息和睡眠。

2.饮食护理

为满足机体代谢亢进的需要，应给予患者高热量、高蛋白质、高纤维素饮食，并多给予饮料以补充出汗等所丢失的水分，忌饮浓茶、咖啡等兴奋性饮料，禁止用刺激性食物。

3.皮肤护理

由于代谢亢进、产热过多，皮肤潮热多汗，应加强患者的皮肤护理。定期沐浴，勤更换内衣，尤其对多汗者要注意观察，在高热盛暑期，更要防止中暑。

4.心理护理

甲状腺功能亢进症是与神经、精神因素有关的内分泌系统疾病，必须注意在对躯体治疗的同时进行精神治疗。

患者常有神经过敏、多虑、易激动、失眠、思想不集中、烦躁易怒，严重时可抑郁或躁狂等，任何不良刺激均可使症状加重，故医护人员应耐心、温和、体贴，建立良好的护患关系，解除患者的焦虑和紧张心理，增强其治愈疾病的信心。指导患者自我调节，采取自我催眠、放松训练、自我暗示等方法来恢复已丧失平衡的心理调节能力，必要时辅以镇静、催眠药。同时，医护人员给予精神疏导、心理支持等综合措施，促使甲状腺功能亢进症患者早日康复。

（二）检查护理

1.基础代谢率测定（BMR）护理

基础代谢率是指禁食 14～16 h 后，在环境温度 16～20℃和绝对安静卧姿的条件下，人体每小时每平方米体表面积所产生的热量。

测量时需要模拟人体最基本的生命状态，所用的标准条件：环境舒适，室温合宜，不过冷过热，静卧，清醒状态，且距离饭后 12 h 以上。基础代谢率的测定可以反映人体全身代谢的基本状况，故可用来作为判断甲状腺功能状态的一项指标，对甲状腺功能亢进症的诊断有一定的帮助。在甲状腺功能亢进症治疗过程中，当病情被控制时，基础代谢率逐步降至正常。因此，基础代谢率测定也可作为观察甲状腺功能亢进症疗效的指标。

方法：①患者测试前晚必须睡眠充足，过度紧张、易醒、失眠者可服小剂量镇静药。②试验前日晚餐后开始禁食，空腹 12 h 以上，睡眠 8 h，测试安排在清晨初醒、卧床、安静状态下进行。

基础代谢率可以使用基础代谢仪测定，也可以通过测试患者清晨初醒、卧床、安静状态下的脉搏和血压，然后根据下列公式推算出基础代谢率。

临床常用的计算公式为（Gale 法）：BMR=（脉率+脉压）-111

其结果可以作为甲状腺功能亢进症患者治疗效果的评价指标。最好连续测定 3 天，取其平均值。公式法仅适用于轻、中度甲状腺功能亢进症患者，伴心律失常、高血压者不宜应用。

2.摄 ^{131}I 率测定护理

甲状腺具有摄取和浓集血液中无机碘作为甲状腺激素合成的原料的功能，一般摄碘高低与甲状腺激素合成和释放功能相平行，临床据此了解甲状腺功能。

（1）方法

患者检查前日晚餐后不再进食，检查日空腹，服后 2 h、4 h、24 h 测定 ^{131}I 放射活性值，然后计算摄 ^{131}I 率。

（2）临床意义

正常人 2 h 摄 ^{131}I 率低于 15 %，4 h 低于 25 %，24 h 低于 45 %，摄碘高峰在 24 h。甲状腺功能亢进症患者摄碘率增高，高峰前移。

（3）注意事项

做此试验前，必须禁用下列食物和药品：含碘高的海产品，如鱼虾、海带、紫菜；含碘中药，如海藻、昆布等，应停服 1 个月以上；碘剂、溴剂及其他卤族药物，亦应停服 1 个月以上；甲状腺制剂（甲状腺干片）应停服 1 个月；硫脲类药物，应停用 2 周。如用含碘造影剂，至少要 3 个月后才进行此项检查。

3.甲状腺片（或 T_3）抑制试验护理

正常人口服甲状腺制剂可抑制垂体前叶分泌 TSH，因而使摄碘率下降。甲状腺功能亢进症患者因下丘脑-垂体-甲状腺轴功能紊乱，服甲状腺制剂后摄碘率不被抑制。亦可用于估计甲状腺功能亢进症患者经药物长期治疗后复发的可能性。

（1）方法

服药前 1 日做 ^{131}I 摄取率测定。口服甲状腺制剂，如甲状腺干片，40 mg，每日 3 次，共服 2 周。服药后再做 ^{131}I 摄取率测定。

（2）临床意义

单纯性甲状腺肿和正常人的 ^{131}I 抑制率高于 50％，甲状腺功能亢进症患者抑制率低于 50％，计算公式如下：抑制率（％）=（第一次 24 h 摄 ^{131}I 率-第二次 24 h 摄 ^{131}I 率）/第一次 24 h 摄 ^{131}I 率×100％。

（3）注意事项

一般注意事项同摄 ^{131}I 试验。②老年人或冠心病患者不宜做此试验。③服甲状腺制剂过程中要注意观察药物反应，如有明显高代谢不良反应应停止进行。

4.血（甲状腺素）和 T_3（三碘甲腺原氨酸）测定

两者均为甲状腺激素，T_3 和 T_4 测定是目前反应甲状腺功能比较敏感而又简便的方法，检查结果不受血中碘浓度的影响。由于 T_3 可与血中球蛋白结合，故球蛋白高低对测定结果有影响。一般有 TT_3、TT_4、FT_3、FT_4、TSH 共 5 项指标，采静脉血 4 mL 送检即可，不受饮食的影响。

（三）治疗护理

甲状腺功能亢进症发病机制未完全明确，虽有少部分病例可自行缓解，但多数病例呈进行性发展，如不及时治疗可诱发甲状腺功能亢进症危象和其他并发症。治疗目的是切除、破坏甲状腺组织或抑制甲状腺激素的合成和分泌，使循环中的甲状腺激素维持在生理水平；控制高代谢症状，防治并发症。常用的治疗方法有药物治疗、手术次全切除甲状腺、放射性碘治疗三种方法。

1.抗甲状腺药物

常用硫脲类衍生物如甲巯咪唑（他巴唑）、甲基（或丙基）硫氧嘧啶，主要作用是阻碍甲状腺激素的合成，对已合成的甲状腺激素不起作用。适用于病情较轻、甲状腺肿大不明显、甲状腺无结节的患者。

用药剂量按病情轻重确定，治疗过程常分 3 个阶段。①症状控制阶段：此期需 2～3 个月。②减量阶段：症状基本消失，心率 80 次/分左右，体重增加，T_3、T_4 接近正常，即转为减量期，此期一般用原药量的 2/3，需服药 3～6 个月。③维持阶段：一般用原药量的 1/3 以下，常需 6～12 个月。

用药观察：药物治疗不良反应如下。①白细胞减少，甚至粒细胞缺乏，多发生于用药 3～8 周，故需每周复查白细胞 1 次，如 WBC 低于 $4×10^9$/L 需加升白细胞药，如 WBC 低于 $3×10^9$/L，应立即停药，如有咽痛、发热等应立即报告医生，必要时应予以保护性隔离，防止感染，并用升白细胞药。②药物疹：可给予抗组胺药物，无效可更换抗甲状腺药物，或试用脱敏疗法。③突眼症状可能加重。④部分患者可出现肝功能损害，给予保肝治疗。

2.普萘洛尔

β受体阻滞药，对拟交感胺和甲状腺激素相互作用所致自主神经不稳定和高代谢症状的控制均有帮助，可改善心悸、多汗、震颤等症状，为治疗甲状腺功能亢进症的常用辅助药。有支气管哮喘史者禁用此药。

3.甲状腺制剂

甲状腺功能亢进症患者应用此类药物主要是为了稳定下丘脑-垂体-甲状腺轴的功能，防止或治疗药物性甲状腺功能减退，控制突眼症状。

4.手术治疗

适应证：明显甲状腺肿大；结节性甲状腺肿大；药物治疗复发或药物过敏；无放射性碘治疗条件，又不能用药物治疗者。

禁忌证：恶性突眼、青春期、老年心脏病、未经药物充分准备。

术后护理：密切观察有否并发症发生，观察有局部出血、切口感染、喉上或喉返神经损伤，甲状旁腺受损，出现低钙性抽搐或甲状腺功能亢进症危象等。

5.放射性核素碘治疗

适应证：中度的弥漫性甲状腺功能亢进症，年龄为 30 岁以上，抗甲状腺药物治疗无效或不能坚持用药，有心脏病和肝肾疾病不宜手术治疗者。

禁忌证：妊娠、哺乳期，年龄为 30 岁以下，WBC 计数低于 $3×10^9/L$ 者。

护理要点：①服 ^{131}I 后不宜用手按压甲状腺，要注意观察患者服药后的反应，警惕可能发生的甲状腺功能亢进症危象症状。②服药后 2 h 勿吃固体食物，以防呕吐而丧失 ^{131}I。③鼓励患者多饮水（每日 2000～3000 mL），至少 2～3 日，以稀释尿液，将 ^{131}I 排出体外。④服药后 24 h 内避免咳嗽及吐痰，以免 ^{131}I 流失，⑤服 ^{131}I 后一般要 3～4 周才见效，此期应卧床休息，如高代谢症状明显者，宜加用普萘洛尔，不宜加抗甲状腺药物。⑥部分患者可暂时出现放射治疗反应，如头晕、乏力、恶心、食欲缺乏等，一般很快消除。⑦如在治疗后（3～6 个月）出现甲状腺功能减低症状，给予甲状腺素替代治疗。

第三节 库欣综合征护理

库欣综合征（Cushing Syndrome）又称皮质醇增多症（hypercortisolism），是多种原因使肾上腺皮质分泌过量的糖皮质激素所引起的综合征。主要表现为向心性肥胖、多血质貌、皮肤紫纹、高血压等。女性多于男性，成人多于儿童。

一、病因

肾上腺皮质通常在促肾上腺皮质激素（ACTH）作用下分泌皮质醇，当皮质醇超过生理水平时，就反馈抑制 ACTH 的释放。本病的发生表明皮质 ACTH 分泌调节失衡，或肾上腺无须 ACTH 作用就能自行分泌皮质醇，或皮质醇对 ACTH 分泌不能发生正常的抑制作用。

（一）原发性肾上腺皮质病变——原发于肾上腺的肿瘤或增生

其中皮质腺瘤约占 20 %，皮质腺癌约占 5 %，其生长与分泌不受 ACTH 控制。

（二）垂体瘤或下丘脑-垂体功能紊乱

继发于下丘脑-垂体病者可引起肾上腺皮质增生，称增生型皮质醇增多症或库欣病（约占 70 %）。

（三）异源 ACTH 综合征

由垂体以外的癌瘤产生 ACTH，少数可能产生类促肾上腺皮质激素释放因子（CRF）样物质，刺激肾上腺皮质增生，分泌过多的皮质类固醇。多见于肺燕麦细胞癌（约占 50 %），其次是胸腺癌与胰腺癌（约占 10 %）。

（四）医源性糖皮质激素增多症

长期大量应用糖皮质激素治疗所致。

二、护理

（一）观察要点

病情判断：皮质醇增多的临床表现如前所述，但由于病因不同，可有不同表现，应仔细观察，以提供临床诊断依据。肾上腺肿瘤所致的库欣综合征没有色素沉着，而垂体性库欣病和异源 ACTH 综合征由于血浆 ACTH 高，皮肤色素加深，且异源 ACTH 综合征更为明显。肾上腺恶性肿瘤多见于儿童，并且多有性征改变。恶性肿瘤所致异源 ACTH 综合征，消瘦、水肿明显，并且有严重低血钾性碱中毒。

观察体型异常状态的改变。

观察心率、有无高血压及心脑缺血表现。

观察有无发热等各种感染症状。

观察皮肤、肌肉、骨骼状态：皮肤干燥、皮下出血、痤疮、创伤化脓、四肢末梢发绀、水肿、多毛、肌力低下、乏力、疲劳感、骨质疏松与病理性骨折等。

观察尿量、尿液性状改变：有无血尿、蛋白尿、尿糖。

观察有无失眠、烦躁不安、抑郁、兴奋、精神异常等表现。

有无电解质紊乱和糖尿病等症状。

有无月经异常、性功能改变等。

（二）检查的护理

库欣综合征的确诊、病理分类及定位诊断依赖于实验室检查。库欣综合征是否存在，由什么原因引起，在治疗之前需要检查清楚。

1.筛选试验

检查有无肾上腺皮质分泌的异常，方法如下。①24 h 尿 17-OHCS、17-KS、游离皮质醇测定。②血浆皮质醇测定。③皮质醇分泌节律检查：正常皮质醇分泌呈昼夜节律性改变，清晨高、午夜低。检查时可分别于 8：00、16：00、24：00 抽血测皮质醇。库欣综合征患者不但分泌量改变，而且节律消失，下午血皮质醇浓度等于或高于清晨血皮质醇浓度。皮质醇分泌节律消失是该病的早期表现。④小剂量地塞米松抑制试验（服地塞米松 0.5 mg，6 h1 次，共 48 h）：库欣综合征者不受小剂量地塞米松抑制。

2.定性试验

为了进一步鉴别肾上腺皮质为增生还是肿瘤，可行大剂量地塞米松抑制试验。将地塞米松增加至 2 mg，方法同小剂量法。对肾上腺皮质增生者可抑制 50 % 以上，而肾上腺肿瘤或异源 ACTH 综合征呈阴性结果。

3.其他

脑部、胸部、肾的 X 线照片，CT、MRI 检查、血生化指标等。

在这些检查中，除了保证方法和收集标本正确外，试验药物的服用时间、剂量的准确是试验成败的关键，护士一定要按量、按时投送药物并看着患者服下全部药物，如有呕吐，要补足剂量。

（三）饮食护理

给予高蛋白质、高维生素、低钠、高钾饮食。

患者每餐进食不宜过多或过少，宜均匀进餐，指导患者正确摄取营养平衡的饮食。

并发糖尿病者，应按糖尿病饮食要求限制主食摄入量。

（四）防止外伤、骨折

患者容易发生肋骨、脊柱自发性骨折，如有骨质疏松、肌力低下，容易挫伤、骨折，应关心患者日常生活活动的安全，防止其受伤。

本病患者皮肤菲薄，易发生皮下瘀斑，注射、抽血后按压针眼时间宜长，嘱患者穿着柔软的睡衣，不要系紧腰带，勿用力搓澡，防止碰伤。

嘱患者在疲劳、倦怠时，不要勉强参加劳动，活动范围与运动量也应有所限制。指导患者遵守日常生活制度。

（五）治疗护理

病因治疗：对已查明的垂体或肾上腺腺瘤或腺癌给予手术和（或）放射治疗，去除病因。异位分泌 ACTH 的肿瘤亦争取定位，行手术和（或）放射治疗。

抑制糖皮质激素合成的药物适用于：①对存在严重代谢紊乱（低血钾、高血糖、骨质疏松）患者所做的术前准备。②对不能手术治疗的异位分泌 ACTH 肿瘤患者行姑息性治疗。服药剂量宜由小至大，注意药物不良反应，应于饭后服用，以减少胃肠道反应。

并发症的预防与护理：库欣综合征如果不给予治疗，患者可于数年内死于感染、高血压或自杀，所以对于本病应争取早期诊断、早期治疗，防止并发症，预防感染和外伤，控制高血压及糖尿病，更应注意精神护理，防止自杀发生。

（六）心理护理

绝大多数患者呈向心性肥胖、满月脸、水牛背等特殊体态改变，心理上往往不愿接受这一现实，医护人员切勿当面议论其外表。

手术是治疗本病的重要手段，患者往往对手术有顾虑而焦躁不安、情绪低落、不思饮食，有的患者因手术费用高、担心预后等也可引起情绪的改变。针对以上心理状态，医护人员应向其讲解手术治疗的效果、手术成功事例及术前注意事项，以消除其顾虑，使其树立战胜疾病的信心。

第八章　儿科护理

第一节　儿科护理概述

儿科护理学是一门研究小儿生长发育规律及其影响因素、儿童保健、疾病预防与临床护理，以促进小儿身心健康的专科护理学。

一、儿科护理学的任务和范围

儿科护理学的任务是通过研究小儿生长发育特点、小儿疾病防治特征及小儿保健规律，按照护理程序，运用现代护理理论和技术，"以儿童及家庭为中心"，全方位对小儿实施整体护理，促进小儿体格、智能、行为和心理等各方面的健康发展，增强小儿体质，降低发病率和死亡率，提高疾病治愈率，保障和促进小儿身心健康。其研究范围很广，概括地讲，一切涉及小儿时期健康和卫生问题的护理都属于儿科护理学研究的范围。具体来讲，儿科护理学研究的年龄范围是从精子、卵细胞结合起至青春期结束（18～20 周岁），根据我国卫生健康委员会规定，在临床上以出生至满 14 周岁作为儿科的就诊范围；研究的内容范围包括正常小儿身心方面的保健和健康促进、小儿疾病的预防与护理，并涉及儿童心理学、教育学、社会学等多门学科。

二、儿科护理的特点和理念

小儿处于不断生长发育的过程中，具有不同于成人的特征及需要。因此，熟悉和掌握小儿生长发育的特点，对儿童保健和护理工作都具有十分重要的意义。

（一）儿科护理的特点

1.小儿机体特点

（1）解剖特点：小儿体格发育处于不断变化的过程中，并遵循一定的规律。外观上，小儿身材大小、身体各部分的比例等与成人明显不同，而且在不断变化；组织结构也与成人有较大差别，如小儿骨骼钙化不全，虽不易骨折，但长期受压易发生变形；皮肤、黏膜薄嫩，易发生损伤和感染等。因此，只有掌握小儿的正常生长发育规律，才能对小儿进行正确的护理评估，从而发现问题，及时做好儿童保健及护理工作。

（2）生理特点：儿童各系统的功能也随年龄增长逐渐发育成熟，所以不同年龄的小儿有不同的生理、生化正常指标，如心率、血压、呼吸、外周血象、体液成分等。

（3）免疫特点：小儿皮肤、黏膜柔嫩，淋巴系统发育未成熟，体液免疫及细胞免疫也都不如成人健全，防御能力差。母体免疫球蛋白M（IgM）不能透过胎盘，故新生儿的IgM含量低，易受革兰阴性细菌感染；新生儿可经胎盘从母体获得免疫球蛋白G（IgG）抗体，形成被动免疫，但6个月后逐渐消失，其自身合成IgG的能力一般要到6～7岁才能达到成人水平；婴儿期分泌型IgA（sIgA）也缺乏，易出现呼吸道及消化道感染；其他体液因子，如补体、趋化因子、调理素等的活性及白细胞吞噬能力也较低。因此，对年幼小儿做好感染性疾病的预防护理特别重要。

（4）心理特点：正常的心理和行为取决于健康的大脑功能。小儿神经系统发育尚未完善，心理发展不成熟，对心理压力的应对能力较差。因此，对待小儿要多给予良性刺激，避免恶性刺激，特别是在住院期间，要多给予心理关怀和照顾。小儿通过与环境接触、与人交往及学习，逐渐掌握知识、技能并积累社会经验，使身心得到发展。小儿的心理发育过程受家庭环境和教育的影响很大，任何愉快和不愉快的刺激都会引起小儿不同的心理反应，影响着其以后的心理行为能力。

2.小儿患病特点

（1）疾病特点：小儿的疾病种类与成人有很大区别，如婴幼儿以先天性疾病、遗传性疾病和感染性疾病较多见，而成人主要是高血压、冠心病、恶性肿瘤等。小儿患病后临床表现与成人有很大不同，小儿病情常变化多端，容易反复，如小儿患感染性疾病时，常起病急，来势猛，因缺乏局限的免疫能力易发展为败血症，常伴有呼吸、循环衰竭，以及水电解质紊乱等严重表现。

（2）病理特点：由于小儿各组织器官发育不成熟，其疾病的病理变化与成人有着较大的差别．如肺炎链球菌所致的肺部感染，婴儿常表现为支气管肺炎，而成人则为大叶性肺炎；缺乏维生素 D 时，小儿易患佝偻病，而成人则表现为骨软化症。

（3）预后特点：小儿疾病的预后常表现为两个极端。一个是虽然疾病来势凶猛、进展迅速，但如治疗及时、护理恰当，疾病治愈快，且因组织修复再生能力强而后遗症少；另一个是患儿年幼、体弱或治疗不及时，则病情恶化快，死亡率较高。

（4）预防特点：加强预防工作是降低小儿患病率和死亡率的重要环节。近年来，我国广泛开展计划免疫和加强传染病的管理，已使许多小儿传染病的发病率和死亡率明显下降。由于重视儿童保健工作，普及了科学育儿知识，我国儿童营养不良、贫血、腹泻、肺炎等常见病、多发病的发病率和病死率显著降低。加强科学喂养和体格锻炼可预防小儿肥胖症，同时对进入成年后出现的高血压、动脉粥样硬化性心脏病也能起到积极的预防作用。

3.儿科护理特点

评估难度大，观察任务重。婴幼儿不能叙述自身的病痛，学龄前儿童对病痛的描述欠准确，年长儿因害怕吃药、打针而隐瞒病情等，影响了评估资料的可靠性；体格检查时患儿不愿意或不知道怎样配合，标本采集及其他辅助检查时多数患儿不会配合等，增加了评估资料的收集难度。小儿不能陈述自己的不适及病情变化，且病情变化快，处理不及时易恶化，甚至危及生命。因此，小儿病情的状况及变化必须由护士及时观察发现，通知医生，这样才能使患儿得到及时有效的治疗。

护理项目多，操作要求高。小儿自理能力较差，在护理过程中有大量的生活护理。同时，由于小儿好奇、好动并缺乏经验，容易发生意外。因此，要加强安全管理，防止意外事故。由于小儿的解剖特点及认知水平有限，护理操作时多数不配合，操作难度大，这对护士的操作技术提出了更高的要求。

教育不可少，配合很重要。儿童正处于获取知识、健全心理的时期。有些患病小儿住院时间长，在住院期间，儿科护士经常与小儿接触沟通。护士在对小儿实施整体护理的同时，还涉及很多小儿教养的内容。应注意培养小儿的生活自理能力及良好的卫生习惯，并进行科学文化知识的辅导，使小儿能积极配合治疗，争取早日康复。由于小儿的病情、护理资料大多由家长叙述，小儿能否安心接受诊疗和护理受家长影响颇深，因此儿科护理工作必须得到小儿家长的支持、理解与配合，这样才能使小儿得到安全有效的个体化整体护理。

（二）儿科护理理念

1.以儿童及其家庭为中心

家庭是小儿生活的中心，是社会存在的基础。因此，儿科护理应以儿童及其家庭为中心，重视儿童的生理、心理发展，支持、尊重、鼓励并提高家庭的功能，维护和支持家庭原有的照护方式和决策角色，关注、满足儿童及其家庭成员的心理感受和服务需求，积极为儿童及其家庭提供健康指导、疾病护理、教养咨询和家庭支持等服务，以促进小儿身心各方面的健康成长。

2.减少创伤和疼痛

无创性护理是促进儿童生理、心理健康的必要条件。临床上有创性、有痛性的医疗措施可令小儿出现情绪波动，甚至恐惧。儿科护士必须充分认识这些过程为小儿和家庭带来的压力，尽可能提供无创性照护。无创性照护包括3个主要原则：①防止或减少小儿与家庭分离。②防止或减少身体的伤害和疼痛。③帮助小儿建立把握感和控制感。无创性照护的具体措施主要是在小儿住院期间促进家长与小儿之间的亲密关系；允许小儿保留自己的私人空间，提供游戏活动让小儿解除恐惧、攻击性等不良情绪；在所有治疗操作之前进行解释和心理护理及疼痛控制。

3.对小儿负责和危险管理

护士应尽力为小儿提供良好的医疗和护理，避免各种活动可能导致的不良后果。通过质量保证，将护理过程、护理结果与护理标准进行对比，以监控护理质量；进行危险管理，使卫生保健机构减少对小儿、护士及其他相关人员造成的伤害；通过质量促进，检查护理服务的结构和过程，持续研究和改进护理过程和护理结果，以提高护理质量，满足小儿及家长需求。护理文件的管理是进行质量保证和危险管理的核心，一旦进入法律诉讼，护理文件记录是唯一的法律依据，故儿科护士应及时、准确、全面、有序地记录护理内容。

三、儿科护士的角色及素质要求

（一）儿科护士的角色

随着医学模式和护理模式的转变，儿科护理学在任务、范围、护理角色等方面不断更新和扩展。儿科护理已由单纯的患儿护理发展为以儿童及家庭为中心的身心整体护理；由单纯的医疗保健机构承担任务逐渐发展为全社会承担儿童的预防、保健和护理工作，并且与儿童心理学、社会学、教育学等多门学科有着广泛的联系。因此，儿科护理工作者应具有整体护理的理念，将科学育儿知识普及到社区、家庭，并取得社会各个方面的支持，以适应儿科护理学的飞速发展。

儿科护士的专业角色包括以下几种。①护理者：儿科护士为小儿提供直接的、个体化的整体护理，进行健康评估，制订护理计划，采取有效的护理措施等，满足小儿的健康需要。②健康咨询与支持者：儿科护士作为小儿及家庭的代言人，应帮助小儿及其家长掌握应对压力的方法，并通过多种方式提供心理支持，如触摸、陪伴、言语和非言语的沟通等。③健康教育者：小儿及其家长的健康意识相对较差，缺乏疾病预防等知识，儿科护士要帮助小儿及其家长增强健康意识，对其传授疾病预防知识，改变其不良行为。④合作与协调者：儿科护士应与其他医护人员有效地分工合作，以完成高质量的健康服务。⑤护理研究者：儿科护士应不断总结经验，积极开展护理研究工作，提高护理工作水平。

（二）儿科护士的素质要求

南丁格尔说过："护理工作的对象不是冷冰冰的石块、木片和纸张，而是具有热血和生命的人类。"面对每一个小儿，儿科护士的工作职责既包括解除小儿身体上的病痛，也包括促进小儿心理上的康复和发展，承担一定的教育小儿的使命，时时为小儿营造出有益于其身心健康的氛围，使小儿实现真正意义上的健康修复。因此，儿科护士除了应有如温馨的职业微笑、得体的举止言谈、出色的人际沟通能力等一般护士的职业素养及业务技能外，还必须满足儿科护士特殊的素质要求。

1.高尚的品质

博爱的胸怀。小儿的健康成长不仅需要物质营养，也需要精神"哺育"。儿科护士应具备忠于职守、严肃冷静、开朗文雅、同情敏锐和无私求实的职业素质，以理解、友善、平和和博爱的心态，为小儿及其家庭提供帮助，做到视小儿如亲人，满腔热情地主动关心和体贴小儿，为小儿创设最舒适的休养环境，给予小儿最佳的身心护理。

得体的言行。德高为师，身正为范。儿科护士应做到时时严于律己，处处以身作则，言传身教，成为小儿的榜样，担负起教育小儿的责任。

高度的责任心。儿科护士必须具有强烈的责任感，要耐心细致地照顾小儿的生活，做到对小儿极端负责、对工作一丝不苟、对技术精益求精。观察病情仔细、周到，言语、态度温柔和蔼。具有稳重、端庄、文雅、大方的体态和良好的记忆、思维、观察、沟通等心理素质与能力，自觉遵守各项操作规程，最大限度地满足小儿的身心需求。

2.丰富的学识

随着医学模式的转变，护理工作的独立功能日益突出。医学技术的发展日新月异，新技术在临床中广泛应用，推动着护理学科向微细、快速、精确、高效的方向发展。这就要求儿科护士除了具备扎实的护理理论知识及熟练的技术操作本领之外，还应掌握其他学科的知识和技能，如临床诊疗学、医学检验学、营养学和预防医学等；不仅要熟练掌握护理操作技术及先进仪器的使用技能，还要熟悉儿童心理学、儿童教育学，以及一些基本的自然科学、社会科学、文学与美学等方面的知识，这样才能胜任儿科护理工作。

3.有效的沟通技巧

小儿不能或不能完全用口头语言与成人交流，他们的情绪、需要及疼痛等基本通过表情、手势、哭闹等方式或临床体征（如呼吸频率加快、皮肤发红等）表现出来。因此，从小儿的非口头语言中获得信息尤为重要。儿科护士应根据不同年龄小儿心理、生理的特点，充分运用日常的护理用语及非语言的交流技巧，不断与小儿及家长交流、沟通，全面了解小儿的心理和社会情况。

儿科护士要能准确识别小儿喜、怒、哀、乐的情绪"语言"，以便满足小儿的身心需要，消除其对医院的恐惧和陌生感，从而增加小儿对护士的信任感和安全感，以取得他们对护理工作的理解、支持与配合。

四、小儿年龄分期及各期特点

小儿的生长发育是个动态过程，这个过程既是连续的，又有各年龄期的阶段性和特殊性；不同年龄时期的小儿有不同特点。为更好地做好儿童保健工作，根据不同年龄时期小儿的特点，人为地将小儿期划分为以下 7 个时期。

（一）胎儿期

从精子、卵细胞结合至胎儿出生后脐带结扎为胎儿期，此期约 40 周（200天）。妊娠前 8 周为胚胎期，是受精卵细胞不断分裂长大、各系统组织器官分化发育的时期；第 9 周到出生为胎儿期，此期胎儿体格迅速生长。胎儿期是小儿生长发育的首要时期，此期的特点：胎儿生长发育迅速，完全依赖母体生存，孕母的健康、营养、情绪、环境及疾病等对胎儿的生长发育影响极大；尤其是前 8 周的胚胎期，孕母若受不利因素影响，如感染、接触放射性物质、滥用药物、吸烟、酗酒、营养缺乏、心理创伤等，均可影响胎儿宫内正常生长发育，使胚胎发育受阻，引起胎儿发育畸形，甚至导致流产、死胎、早产等不良后果。此期护理要点是加强孕期保健，包括孕母咨询、孕母营养、孕母感染性疾病的防治、高危妊娠监测及早期处理、胎儿生长发育的监测，以及一些遗传性疾病、先天性疾病的筛查等护理工作。

（二）新生儿期

自胎儿出生脐带结扎至生后满 28 天为新生儿期。此期特点：胎儿刚脱离母体开始独立生存，生活环境发生根本变化，由于生理调节及适应外界环境的能力差，免疫力低，小儿容易出现各种疾病，如体温低于正常，易患窒息、出血、溶血、感染等疾病，不仅发病率高，而且死亡率也高，死亡率占婴儿死亡率的 1／3～1／2。此期护理要点是加强保暖、合理喂养、预防感染等。

胎龄满 28 周（体重≥1000 g）至生后满 1 周的时期称围生期。此期包括了胎儿晚期、分娩过程和出生后的第 1 周三个阶段，是小儿经历分娩和生命遭到最大威胁的时期，死亡率最高。因此，应加强围生期保健，重视优生优育等工作。

（三）婴儿期

自出生至满 1 岁为婴儿期，又称乳儿期。此期特点：生长发育迅速，是小儿生后生长发育最快的时期，出现小儿的第一个生长高峰期，小儿一年身长增加 50%，体重增加 3 倍；小儿对营养的需求量相对较多，但消化功能尚不完善，易发生消化紊乱和营养缺乏；出生 6 个月后，小儿体内来自母体的 IgG 免疫抗体逐渐消失，自身免疫功能尚未成熟，小儿易患各种传染病及呼吸道、消化道等感染性疾病；神经系统发育较快，特别是运动功能和感知发育快，条件反射逐渐形成，是早期开发智能的最佳时期。此期护理要点是注意合理营养，提倡母乳喂养，及时添加辅食；按时计划免疫，预防各种感染性疾病，特别是传染病；培养良好的生活习惯，进行早期智能开发。

（四）幼儿期

1 岁后至满 3 岁为幼儿期。此期特点：体格发育较婴儿期缓慢，智能发育加快，特别是语言发育快，自我意识增强，语言、思维、动作、心理等应人应物能力增强；开始独立行走，活动范围扩大，与外界接触日益增多，有益于智能发育；同时因小儿好奇心强，但识别危险事物的能力差、自我保护意识不强，易发生意外中毒和伤害；乳牙逐步出齐，饮食从乳类逐步过渡到普食；因与外界接触增多，易患麻疹、水痘、流行性腮腺炎等传染病。此期护理要点是加强安全护理，防止意外中毒或伤害；鼓励小儿多接触外界事物，促进言语和智能发育；合理营养，培养小儿良好的饮食习惯，防止偏食；继续做好预防接种，预防传染病；早期教育，注意小儿与周同人群的交流与沟通，培养小儿良好的生活习惯，形成良好的性格。

（五）学龄前期

3岁后至6～7岁入小学前为学龄前期。此期特点：体格发育速度比较平稳，智能发育更趋完善；求知欲强，好问、好学、好模仿，知识面迅速扩大；可塑性强，个性开始形成；虽然防病能力有所增强，但因接触面广和受环境影响，安全防范意识差，小儿仍然易患传染病和发生意外伤害；急性肾炎、风湿热等自身免疫性疾病增多。此期护理要点是加强学前教育，进一步做好智能开发，满足小儿求知欲望；培养小儿养成良好的个性和道德品质；做好安全防范，预防免疫性疾病、传染病及意外伤害。

（六）学龄期

自入小学（6～7岁）起至青春期（12～14岁）为学龄期。此期特点：体格发育稳步增长，除生殖系统外，其他系统发育已接近成人，智能发育较前更为成熟，控制、理解、分析、综合能力增强，是接受科学文化教育的重要时期，也是小儿心理发育的重大转折时期。此期护理要点是保证足够的营养和睡眠；养成良好的生活习惯，注意坐、立、行、写的正确姿势，预防近视和龋齿；有规律地生活、学习和锻炼，防止心理和行为等问题。

（七）青春期

从第二性征出现至生殖功能基本发育成熟，身高停止增长的时期称为青春期。一般女孩从11～12岁开始到17～18岁，男孩从13～14岁开始到18～20岁，相当于中学学龄期。此期的特点：体格发育再度加速，出现第二个生长高峰期；生殖系统发育渐趋成熟，在性激素的作用下，第二性征发育逐渐呈现；患病率和死亡率相对较低；生理上成熟而心理上不够成熟，自控能力差，易受情感、升学、就业、周围环境等社会因素的影响，常发生心理、精神和行为等方面的问题；智能发展相当活跃，是学习掌握科学文化知识的最好时期。此期护理要点是保证足够营养，加强体格锻炼；注意培养良好的思想道德品质，加强生理和心理卫生、性知识及法律教育，提倡健康的生活方式，促进青少年身心健康发展。

第二节　新生儿窒息的护理

新生儿窒息是指胎儿因缺氧发生宫内窘迫或在娩出过程中引起的呼吸、循环障碍，是新生儿伤残和死亡的重要原因之一，需要争分夺秒地抢救。

窒息的本质是缺氧，凡能影响母体和胎儿血液循环及气体交换的因素都会造成新生儿窒息。缺氧后脑细胞氧化代谢受抑制，导致呼吸改变，继而引起循环系统、中枢神经系统、消化系统和代谢方面的改变。

1.呼吸改变

（1）原发性呼吸暂停：胎儿或新生儿窒息缺氧时，最初 1～2 min 呼吸深快，如缺氧未及时纠正，立即转为呼吸抑制和代偿性心率减慢。此时患儿肌张力存在，血压稍升高，伴有发绀。此阶段若病因解除，经清理呼吸道或物理刺激即可恢复自主呼吸

（2）继发性呼吸暂停：如缺氧持续存在，则出现喘息样呼吸，心率继续减慢，血压开始下降，肌张力逐渐减弱而消失，面色苍白，呼吸运动减弱，最终出现一次深度喘息后进入呼吸暂停，如无外界正压呼吸帮助则无法恢复呼吸而死亡。

2.各器官缺氧缺血改变

缺氧和酸中毒引起体内血液重新分布，即肺、肠、肾、肌肉、皮肤等处血管收缩，血流量减少，以保证脑、心和肾上腺等生命器官的血流量；若缺氧持续存在，导致重度代谢性酸中毒，此时体内储存的糖原耗尽，血流代偿机制丧失，心脏功能受损，心率减慢、动脉压下降，脑损伤发生，身体其他已处于缺氧情况下的器官则因血中含氧量的进一步下降而更易受到缺氧缺血

的损害。

一、护理评估

（一）健康史

1.孕母因素

孕母患有全身性疾病如糖尿病、心肺功能不全、严重贫血等；孕母妊娠期有妊高征；孕母吸毒、吸烟；孕母年龄≥35 岁或＜16 岁；等等。

2.胎盘和脐带因素

前置胎盘、胎盘早剥、胎盘老化等，脐带受压、打结、绕颈等。

3.分娩因素

难产，手术产如高位产钳，产程中药物（如镇静药、麻醉药、催产药）使用不当等。

4.胎儿因素

早产儿、小于胎龄儿、巨大儿，先天畸形如呼吸道畸形，羊水或胎粪吸入，胎儿宫内感染所致神经系统受损等。

（二）临床表现

1.胎儿宫内窒息

早期为胎动增加，胎心率加快，大于等于 160 次／分；晚期则胎动减少，甚至消失，胎心不足 100 次／分或停搏，羊水被胎粪污染而呈黄绿或墨绿色。

2.Apgar 评分

临床用来评价新生儿窒息程度的一种简易方法（表 8-1）。临床上根据出生后 1 min 的 Apgar 评分，将新生儿分为正常儿和窒息儿。Apgar 评分 8～10 分为正常，4～7 分为轻度（青紫）窒息，0～3 分为重度（苍白）窒息。新生儿 Apgar 评分法可区别窒息程度并有助于判断复苏效果及预后。

表 8-1　新生儿 Apgar 评分法

体征	评分标准		
	0	1	2
皮肤颜色	青紫或苍白	躯干红、四肢青紫	全身红
心率（次／分）	无	<100	>100
弹足底或插鼻管反	无反应	有些动作，如皱眉	哭、喷嚏
应肌张力	松弛	四肢略屈曲	四肢能活动
呼吸	无	慢、不规则	正常、哭声响

3.并发症

重度窒息或缺氧持续时间久者可引起多系统受累，出现缺氧缺血性脑病、颅内出血、急性心力衰竭、急性肾衰竭、坏死性小肠结肠炎，以及代谢紊乱，如低血糖、低血钙等。

（三）实验室及其他辅助检查

血气分析可有 $PaCO_2$ 升高、PaO_2 降低、pH 值下降，血生化检查有血清钾、钠、钙、镁及血糖降低，头颅 B 超可显示脑水肿或颅内出血，必要时可做 CT 检查。

（四）治疗要点

应强调争分夺秒，生后应立即复苏并做好复苏后处理；加强围生期保健，防止孕母疾病，加强胎儿监护，早期预测；估计胎儿娩出后有窒息危险时，应充分做好抢救的准备工作。

二、常见护理诊断问题

1.自主呼吸受损

与羊水、气道分泌物吸入导致低氧血症和高碳酸血症有关。

2.体温过低

与缺氧、环境温度低下有关。

3.潜在并发症

缺氧缺血性脑病、颅内出血及感染等。

4.焦虑（家长）

与患儿病情危重及预后差有关。

三、护理措施

（一）维持自主呼吸

1.复苏

积极配合医生按以下（1）—（5）步骤进行复苏，步骤不能颠倒。其中（1）、（2）、（3）三步最为重要，（1）是根本，（2）是关键。

（1）通畅气道（要求在生后15～20 s内完成）：①婴儿娩出后立即置于远红外保暖台上；②用温暖毛巾揩干其头部及全身，减少散热；③摆好体位，患儿仰卧，肩部垫高2～3 cm，使颈部稍后伸至中枕位；④立即清除口、鼻、咽及气道分泌物，吸引时间不应超过10 s，先吸口腔，再吸鼻腔黏液。

（2）建立呼吸：①触觉刺激，拍打、弹足底或摩擦患儿腰背部皮肤刺激呼吸出现。②复苏器加压给氧，如无自主呼吸和（或）心率小于100次/分，应立即用复苏气囊进行加压给氧。面罩应密闭，通气频率为40～60次/分（胸外心脏按压时为30次/分），吸和呼比例为1:2，压力以可见胸动和听诊呼吸音正常为宜，15～30 s后再评估心率。③如无规律性呼吸或心率低于100次/分，需进行气管插管正压通气。

（3）恢复循环：如气管插管正压通气30 s后心率低于60次/分或心率在60～80次/分，不再增加，应同时进行胸外心脏按压。用中、示指或双拇指按压患儿胸骨体下1/3处，其他手指围绕胸廓托在后背，按压频率为120次/分（每按压3次，正压通气1次），按压深度为1.5～2 cm。按压有效时可摸到大动脉搏动。

（4）药物治疗：①建立有效的静脉通路；②保证药物应用，经胸外心脏按压不能恢复正常循环时，遵医嘱立即静脉和（或）气管内注入1:10 000肾上腺素0.1～0.3 mL/kg，5 min后可重复一次，并根据病情遵医嘱扩容，纠正酸中毒、低血糖、低血压等。

（5）评价：复苏过程中，每操作一步的同时均要评价患儿的情况，然后再决定下一步的操作。

2.加强监护

复苏后仍需监测患儿神志、体温、呼吸、心率、血压、尿量、肤色、血氧饱和度和窒息引起的各器官的损害症状；注意酸碱失衡、电解质紊乱、大小便异常、感染和喂养问题；认真观察并做好相关记录。

（二）保温

在整个治疗护理过程中应注意患儿的保温，可将患儿置于远红外保暖床上，病情稳定后置于暖箱中保暖或用热水袋保暖，维持患儿肛温在36.5～37℃。

（三）预防感染

严格执行无菌操作技术及加强环境管理。

（四）健康教育

耐心细致地向家长讲解本病的严重性、预后及可能出现的后遗症，并给予心理上的安慰，减轻他们的焦虑和悲伤；建议家长尽早为患儿进行新生儿行为神经测定，以早期发现脑损伤引起的异常；向家长解释患儿病后及早进行功能训练和智能开发，可减轻后遗症症状；指导家长对有后遗症的患儿进行智能的开发及引导，加强皮肤护理及肢体运动功能的训练，以恢复功能。

第三节　小儿腹泻的护理

小儿腹泻又称腹泻病，是由多种病原、因素引起的以腹泻为主的一种疾病。根据病因分为感染性和非感染性两类，以前者更为多见。发病年龄多在 2 岁以下，1 岁以内者约占半数，是婴幼儿时期的常见病和死亡的主要原因之一。

一、病因

（一）消化系统的生理特点

消化系统发育不良，胃酸和消化酶分泌较少，消化酶的活性较低，对食物的耐受力差，不能适应食物质和量的较大变化。

因生长发育快，所需营养物质相对较多，消化道负担较重，经常处于紧张状态，易发生消化功能紊乱。

（二）机体防御功能较差

胃内酸度低（乳汁尤其是牛乳可中和胃酸，使酸度更低），而且婴儿胃排空较快，对进入胃内的细菌杀灭能力减弱。

血液中免疫球蛋白和胃肠道分泌型免疫球蛋白 A 均较低。

正常肠道菌群对入侵的致病微生物有拮抗作用，新生儿出生后尚未建立正常肠道菌群时，或由于使用抗生素等引起肠道菌群失调时，均易患肠道感染。

（三）人工喂养

母乳中含有的大量体液因子（乳铁蛋白等）、巨噬细胞和粒细胞等有很强的抗肠道感染作用。家畜乳中虽有上述成分，但在加热过程中会被破坏，而且人工喂养的食物和食具极易被污染，故人工喂养儿肠道感染发生率明显高于母乳喂养儿。

（四）感染因素

1.肠道内感染

可由病毒、细菌、真菌、寄生虫引起。以前两者多见，尤其是病毒。

（1）病毒感染：轮状病毒是婴幼儿秋冬季腹泻的最常见病原，其他病毒如腺病毒、埃可病毒、柯萨奇病毒、冠状病毒、星状病毒、萼状病毒等有时可引起腹泻，但不是主要病原。

（2）细菌感染（不包括法定传染病）：①致腹泻大肠杆菌，包括致病性大肠杆菌、产肠毒素大肠杆菌、侵袭性大肠杆菌、出血性大肠杆菌及黏附-集聚性大肠杆菌，可引起各年龄人群腹泻，尤其是婴幼儿。其中产毒性大肠杆菌是引起腹泻的最常见病原。②弯曲菌，是引起肠炎的重要病原菌。其发病率仅次于志贺杆菌痢疾，占肠道细菌感染的第二位。③耶尔森菌，亦为较常引起肠炎的病菌，我国福州、贵阳等地均有报道。主要为小肠结肠炎耶尔森菌。④其他细菌和真菌，鼠伤寒沙门菌、变形杆菌、枸橼酸杆菌或克雷伯菌等有时引起腹泻，尤其是新生儿较易发病。长期应用广谱抗生素引起肠道菌群失调，可诱发白念珠菌、金黄色葡萄球菌、难辨梭状芽孢杆菌、变形杆菌和铜绿假单胞菌等肠炎。长期应用肾上腺皮质激素导致机体免疫功能低下，亦易发生白念珠菌或其他条件致病菌肠炎。

（3）寄生虫：梨形鞭毛虫或结肠小袋虫可引起急性或慢性肠炎。蠕虫感染偶可发生腹泻。

2.肠道外感染

发热及病原体的毒素作用可使消化功能紊乱，故患中耳炎、上呼吸道感染、肺炎、肾盂肾炎、皮肤感染等或急性传染病时可伴有腹泻。有时肠道外感染的病原体（主要是病毒）可同时感染肠道。

（五）饮食与气候因素

1.饮食因素

喂养不当可引起腹泻，如喂养不定时、量过多或过少，或食物成分不适宜（如过早喂养大量淀粉或脂肪类食物，突然改变食物品种或断奶）等。个别婴儿对牛奶或某些食物成分过敏或不耐受（如乳糖酶缺乏），喂养后可发生腹泻。

2.气候因素

气候突然变化，腹部受凉使肠蠕动增加，或天气过热使消化液分泌减少，而婴儿由于口渴又吃奶过多，增加消化道负担，均可诱发腹泻。

二、临床表现

（一）非感染因素和非侵袭性细菌感染引起的腹泻

1.轻型腹泻

多为饮食因素或肠道外感染所致，或者由肠道内病毒或非侵袭性细菌感染引起。主要为胃肠道症状：食欲不振，偶有溢乳或呕吐；大便次数增多，每日可达 10 余次；每次大便量不多，稀薄或带水，呈黄色或黄绿色，有酸味，常见白色或黄白色奶瓣（像皂块）和泡沫，可混有少量黏液。大便镜检可见大量脂肪球。无明显的全身症状，精神尚好，体温多正常，偶有低热，体重不增或稍降，无脱水症状，多在数日内痊愈。

2.重型腹泻

多由肠道内感染所致。常急性起病，也可由轻型逐渐加重转变而来。除有较重的胃肠道症状外，还有较明显的水和电解质紊乱及发热等全身中毒症状，一般状态较差，婴儿烦躁不安、精神萎靡、意识朦胧，甚至昏迷。

（1）胃肠道症状：食欲低下，常有呕吐，严重者可吐出咖啡渣样液体。腹泻频繁，每日十至数十次。大便呈黄绿色、黄色或微黄色，每次量多，呈蛋花汤样或水样，可有少量黏液。大便镜检可见脂肪球及少量白细胞。

（2）脱水：可导致不同程度的脱水。由于腹泻时水和电解质两者丧失的比例不同，从而引起体液渗透压的变化，即造成等渗、低渗或高渗性脱水。

（3）代谢性酸中毒：腹泻丢失大量碱性物质；进食少和肠吸收不良，摄入热量不足，体内脂肪的氧化增加，酮体生成增多（酮血症）；血容量减少，血液浓缩，组织灌注不良和缺氧，乳酸堆积（乳酸血症）；肾血流量不足，肾功能减低，尿量减少，酸性代谢产物潴留；等等。绝大多数患儿都有不同程度的酸中毒，脱水越重，酸中毒也越严重。

（4）低钾血症：由于胃肠道分泌液中含钾较多，呕吐和腹泻可大量失钾；进食少，钾的摄入量不足；肾脏保钾的功能比保钠差，在缺钾时仍有一定量的钾继续排出。腹泻患儿都有不同程度的缺钾，尤其是久泻和营养不良的患儿。一般当血清钾低于 3.5 mmol / L 时，即出现不同程度的缺钾症状。

（5）低钙和低镁血症：腹泻患儿进食少，吸收不良，从大便中丢失钙、镁，可使体内钙、镁减少，但一般不严重。腹泻较久或有活动性佝偻病的患儿血清钙较低，但在脱水和酸中毒时，由于血液浓缩和离子钙增加，可不出现低钙症状。输液后血钙被稀释，酸中毒被纠正，血清钙转低，离子钙减少，易出现手足搐搦或惊厥。当输液后出现震颤、手足搐搦或惊厥，用钙剂治疗无效时，应想到缺镁的可能。

（6）低磷血症：由于进食少、吸收不良和腹泻失磷，患儿多有磷缺乏，尤其是久泻、营养不良和活动性佝偻病的患儿，少数患儿出现低磷血症，轻、中度低磷血症多无症状，严重者（0.5 mmol / L）可出现嗜睡、精神错乱或昏迷，肌肉和心脏收缩无力，呼吸变浅，溶血，糖尿等。由于腹泻病程多较短，症状很快减轻，缺磷一般不重，且各种食物含磷丰富，进食改善后不需另外补充磷盐即可恢复。

（二）侵袭性细菌性肠炎

临床症状与细菌性痢疾相似，常见恶心、呕吐、腹痛、频泻、排黏液脓血便和发热等全身中毒症状，严重者可发生休克。镜检大便有大量白细胞和不同数量的红细胞，常有吞噬细胞。

（三）迁延性和慢性腹泻

病程 2 周至 2 个月为迁延性腹泻，超过 2 个月为慢性腹泻。多与营养不良和急性期未彻底治疗有关，以人工喂养儿多见。营养不良时，患儿胃酸及消化酶分泌减少，酶活性降低，消化功能障碍，肠道下部细菌易于上移和繁殖，分解食物，产生发酵和腐败过程，使腹泻迁延不愈；严重营养不良儿肠黏膜萎缩及感染性腹泻对肠黏膜上皮细胞的损害，致双糖酶尤其是乳糖酶缺乏；厌氧菌可使同甘氨酸或牛磺酸结合的胆酸解离，导致胆酸性腹泻；患儿全身和消化道局部免疫功能低下，肠道内原有感染不易清除，常伴发其他部位感染，病程久者，消化、营养状态及免疫功能更为降低，形成恶性循环；长期滥用抗生素引起肠道菌群失调。

根据发病季节、病史（包括喂养史和流行病学资料）、临床表现和大便性状易于做出临床诊断。

三、护理措施

腹泻时进食和吸收减少而营养需要量增加，是导致营养不良的重要原因。所以，在腹泻期间和恢复期适宜的营养供应对促进疾病恢复，减少体重下降和生长停滞的程度，缩短腹泻后的康复时间，预防营养不良都是很重要的。滥用禁食，尤其是较长时间的禁食，对患儿是不利的。故脱水患儿严重呕吐者方可暂时禁食；母乳喂养者继续哺母乳，暂停辅食；人工喂养者除暂停牛奶和其他食物各 6 h 外，均应继续进食。人工喂养者可少量多餐，喂以等量米汤或水稀释的牛奶、米汤、粥、面条等，逐渐过渡到正常饮食。病毒性肠炎多有双糖酶缺乏（主要是乳糖酶）。

对疑似病例暂停乳类喂养，改用豆制代乳品，可减轻腹泻、缩短病程。可加用葡萄糖，但少数严重病例的小肠病变广泛，葡萄糖与钠的偶联转运普遍受累，应慎用。腹泻停止后，继续给予营养丰富的饮食，并每日加餐 1 次，共 2 周，以期赶上正常生长。营养不良儿或慢性腹泻的恢复期需时更长，直至营养不良恢复。

对感染性腹泻应注意消毒隔离，注意呕吐、排便和排尿情况。按时喂水或口服补液用的含盐溶液，掌握静脉补液的速度。加强眼部护理，防止呕吐物误吸。勤翻身，预防继发肺炎。勤换尿布，大便后冲洗臀部，以预防上行性尿路感染、尿布疹和臀部感染。

四、健康指导

加强卫生宣传，对水源和食品卫生严格管理。宣传预防腹泻和护理的知识。

提倡母乳喂养，尤其是出生后最初数月内应母乳喂养。避免在夏季断乳。添加辅食应采取逐渐过渡的方式，注意合理喂养和饮水及饮食卫生。

培养儿童卫生习惯，饭前便后要洗手。做好食品、食具、尿布、便器、玩具和设备等的日常性消毒工作。

注意气候变化时的护理，避免过热或受凉。夏天应多喂水。

感染性腹泻易引起流行，在新生儿室、托幼机构及医院中应注意消毒隔离。发现腹泻患儿和带菌者要隔离治疗，粪便应消毒处理。

避免长期滥用广谱抗生素，以免肠道菌群失调。

第九章 感染性疾病科的护理

第一节 发热患者日常处理

一、发热患者日常处理程序

见图 9-1。

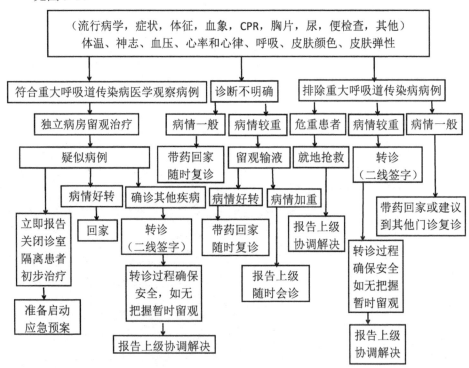

图 9-1 发热患者日常处理程序

二、对病情判断的基本指标

（一）病情一般

（1）生命体征正常。

（2）体温＜39℃。

（3）神志清楚。

（二）病情较重

（1）体温＞39℃。

（2）低血压。

（3）呼吸急促，超过 18 次/分，或呼吸困难（轻度发绀）。

（4）神志萎靡或嗜睡。

（5）重度脱水。

（三）危重患者

（1）休克。

（2）呼吸衰竭。

（3）意识障碍。

（4）心率＞140 次/分、急性心衰或严重心律失常。

（5）体温＞40℃。

（6）弥散性血管内凝血（DIC）。

第二节 传染病常见症状护理

一、发热

（一）概述

所有传染病在疾病早期或发展过程中都有发热，而且不同的传染病热型也不同。如伤寒为稽留热，布氏杆菌病为波浪热，结核病为午后低热，疟疾为间歇热等。

（二）护理诊断

高热，由病原微生物毒素所致。

（三）护理措施

（1）休息环境：卧床休息。室温保持在 20～22℃，湿度为 60％左右，注意通风，避免噪声。

（2）饮食：高热量、高蛋白、高维生素、易消化的流质或半流质食物，多饮水。

（3）病情观察：生命体征、体温记录、意识状态、出入量和体重等。

（4）降温：以物理降温为主，以药物降温为辅，可用赖氨酸、阿司匹林、对乙酰氨基酚等解热药或中药清开灵等。高热伴惊厥者可进行冬眠疗法，冬眠药物有冬眠灵、异丙嗪和哌替啶，按医嘱给药，体温控制在 37～38℃。

（5）口腔、皮肤护理：防止感染，详见皮疹护理。

（6）针对病因药物治疗护理：严格按规定给患者用药，注意药物的不良反应。

（7）心理护理：加强心理护理，减少患者焦虑。

（8）健康教育：耐心向患者及家属解释发热原因和所采取的降温措施。

二、皮疹

（一）概述

出疹性传染病有获得性免疫缺陷综合征（艾滋病）、麻疹、流行性出血热、伤寒、流行性脑脊髓膜炎、猩红热、梅毒、钩端螺旋体病、风疹、血吸虫病、麻风病、手足口病等。皮疹按性质分为四种。①斑丘疹：红色充血性，与皮肤表面相平或略高于皮肤表面，见于麻疹、伤寒、猩红热等。②出血疹：点状或片状的皮下出血，压之不褪色，见于流行性脑脊髓膜炎、流行性出血热等。③疱疹或脓疱疹：多见于水痘、带状疱疹等病毒性传染病。④荨麻疹：多见于急性血吸虫病、病毒性肝炎。

不同疾病出疹时间不同。例如，水痘和猩红热在发热第 1～2 天，麻疹在第 3～4 天，而伤寒在第 7～10 天。出疹部位也随疾病不同而有特点。例如，麻疹自耳后开始，然后到达面部、四肢及躯干，并有口腔黏膜疹，猩红热在口周和胸背部，伤寒的玫瑰疹分布在胸腹部。

（二）护理诊断

皮肤完整性受损。

（三）护理措施

（1）休息：皮疹较重，伴有发热等症状者应卧床休息。

（2）饮食：应避免进食辛辣刺激性食物。

（3）病情观察：注意观察患者生命体征、意识状态，皮疹性质、数量、部位的变化，伴随症状的变化，治疗及护理效果等。

（4）病室应保持整洁，定时通风，定时对空气进行消毒。

（5）皮肤护理：

①注意保持皮肤清洁，每日用温水轻擦皮肤，禁用肥皂水、酒精擦拭皮肤。

②有皮肤瘙痒者应避免挠抓，防止抓破皮肤造成感染。应注意修剪指甲，幼儿自制能力差，可将手包起来。皮肤剧痒者可涂 5％碳酸氢钠或炉甘石洗剂等。

③皮肤结痂后让其自行脱落，不要强行撕脱，翘起的痂皮可用消毒剪刀剪去。疹退后若皮肤干燥，可涂液状石蜡油润滑皮肤。

④对有大面积瘀斑的坏死皮肤应注意保护，翻身时应注意避免拖、拉、拽等动作，防止皮肤擦伤，并应防止大、小便浸渍，也可使用保护性措施，如海绵垫、气垫等，尽量不使其发生破溃。

⑤皮疹发生破溃后应注意及时处理，小面积者可涂以甲紫或抗生素软膏，大面积者用消毒纱布包扎，防止继发感染，如有感染定时换药。

⑥衣着应宽松，内衣裤应勤换洗。床褥应保持清洁、松软、平整、干燥。

⑦有些发疹性传染病可伴有口腔黏膜疹，应注意做好口腔护理，每日用温生理盐水或朵贝氏液彻底清洗口腔 2～3 次，每次进食后用温水擦拭口腔，以保持口腔清洁，黏膜湿润。

⑧药物治疗护理：根据引起皮疹的不同原因，配合医生进行原发病治疗，注意用药方法、剂量、效果及药物不良反应等。

⑨向患者和家属讲解皮肤护理的重要性及加重皮肤损伤的因素，并指导其上述皮肤护理的方法。

三、腹泻

（一）概述

腹泻是急性消化道传染病的主要症状，也是许多非消化道传染病的常见症状，按照腹泻发生的机制分为两种。

（1）炎症性腹泻：常伴有发热，粪便多为黏液便或脓血便，镜检有较多红细胞和白细胞，如侵袭性大肠杆菌肠炎、弯曲菌肠炎。

（2）分泌性腹泻：不伴有发热，粪便多为稀水样，镜检红、白细胞不多，如产肠毒素大肠杆菌肠炎、轮状病毒肠炎等。

腹泻会造成机体水分和电解质的流失，甚至引起低血容量休克和代谢性酸中毒。根据流失成分的不同，脱水分为等渗性脱水、高渗性脱水和低渗性脱水，具体比较见表9-1。

表 9-1　脱水的类型和处理

脱水类型	失水与失钠	血钠	血/尿渗透压	补液
等渗性脱水	失水＝失钠	正常	正常	生理盐水（0.9%Nacl）
高渗性脱水	失水＞失钠	升高	升高	低渗盐水（0.45%Nacl）
低渗性脱水	失水＜失钠	降低	降低	高渗盐水（3.0%Nacl）

根据脱水的程度又可分为轻度脱水、中度脱水、重度脱水。具体鉴别见表 9-2。

表 9-2　脱水程度的判断

分型	脱水体重（%）	神志	皮肤弹性	血压	脉搏	尿量
轻型	<4%	清楚	良好	正常	正常	1500 mL/d
中型	4%～8%	淡漠	减低	轻度下降	120 次/分	1000 mL/d 以内
重型	>8%	模糊甚至昏迷	差	休克	140 次/分弱	少于 400 mL/d

（二）护理诊断

腹泻，由病原微生物感染和毒素所致。

（三）护理措施

（1）病情观察：腹泻次数、量、性状，脱水状况，血压，脉搏，尿量，体重，体温，肛周皮肤，化验结果，治疗效果等。

（2）休息：全身症状明显者应卧床休息。

（3）饮食：频繁腹泻并伴有呕吐者应暂时禁食，静脉补液。能进食者应以少渣、少纤维素、高蛋白、高热量、易消化的流食或半流食，脂肪不宜过多，忌生冷和刺激性食物，少量多餐。

了解患者电解质的数值，及时补液，防止水、电解质、酸碱平衡失调。补液时根据患者脱水情况调节滴速，防止患者心力衰竭或补液不足。量出为入，缺什么补什么。

（4）肛周皮肤护理：每天用 1∶5000 高锰酸钾溶液坐浴，局部涂抹消毒的凡士林油膏。

（5）药物治疗护理：主要是抗生素的应用，注意不良反应。对症治疗，如解痉止痛药阿托品、山莨菪碱，止泻药活性炭、复方樟脑酊、复方地芬诺酯片等。

注意阿托品的不良反应，如口干、心动过速和视物模糊等，有传导阻滞及青光眼的患者不能使用。

（6）标本采集：标本应新鲜，应选取脓血、黏液部分，及时送检。

（7）心理护理：多与患者沟通，减少其焦虑。

（8）健康教育：向患者和家属说明腹泻原因，饮食、饮水和用药的注意事项。

四、意识障碍

（一）概述

意识障碍是指患者对自我的感知和对客观环境的识别能力发生不同程度的丧失，是高级神经系统功能紊乱导致的严重症状之一。有些传染病在病程中可出现意识障碍，如流行性乙型脑炎、流行性脑脊髓膜炎、散发性脑炎、结核性脑膜炎、中毒性痢疾、伤寒、重型肝炎、脑型疟疾、脑猪囊尾蚴病等。

意识障碍根据其程度不同可分为嗜睡、意识模糊、昏睡、昏迷。此外，还有一种以神经兴奋性增高为主的意识障碍，称为谵妄。昏迷是意识障碍中最严重的一种，按其程度可分为以下几种。

（1）轻度昏迷：意识大部分丧失，无自主运动，对声、光刺激无反应，对疼痛刺激尚可出现痛苦表情或肢体退缩等防御反应。可出现角膜反射、瞳孔对光反射、眼球运动、吞咽反射等，生命体征无变化。

（2）中度昏迷：对周围事物及各种刺激均无反应，对于剧烈刺激可出现防御反应。角膜反射减弱、瞳孔对光反射迟钝、眼球无转动。

（3）深度昏迷：全身肌肉松弛，对各种刺激全无反应，深、浅反射均消失，大小便失禁，血压、脉搏、呼吸等生命体征出现不同程度异常。

意识障碍对机体可产生如下影响：①严重意识障碍的患者由于各种反射减弱或消失、机体抵抗力降低等，易发生各种感染，特别是肺部感染；②由于意识障碍患者不能自动改变体位，局部组织受压，造成皮肤损伤，故易产生褥疮；③深昏迷患者还可有呼吸、脉搏、血压、体温的变化；④处于神经兴奋性增高状态的患者易发生意外，甚至会自伤或伤人。

（二）护理诊断

意识障碍。

（三）护理措施

（1）密切观察患者病情变化：①生命体征；②昏迷程度；③瞳孔大小、形状、对光反应、角膜反射、眶上压痛反应；④心、肺体征；⑤神经系统体征；⑥准确记录出入量。

（2）体位：应取头高脚低位，呈 15°～30°，头偏向一侧，待病情好转后可酌情采取侧卧位。

（3）保持呼吸通畅：①呕吐物及呼吸道分泌物要及时吸出，定时翻身、拍背，并用雾化吸入等方法助痰排出；②有舌后坠者用舌钳将舌拉出，并将下颌托起；③患者有假牙时应取下；④持续吸氧。

（4）维持水电解质平衡及营养需要：昏迷早期禁食，按医嘱静脉输液。有明显颅压增高者，成人一般每日输液 1500～2000 mL，小儿每日 50～80 mL/kg，一般以 50%～80%葡萄糖液为主，其中 1/4 量可用含钠液，并注意补充钾盐，以维持电解质平衡。昏迷时间较长者可给以鼻饲，高热期以糖类为主，若发热期长，消耗较多，患者消化功能尚可，可鼻饲高热量流食。

（5）预防并发症的护理：①皮肤护理。需为患者 2～3 h 翻身一次，用热湿毛巾擦洗骨突起处，并做局部按摩，每日至少 2～3 次。如排泄物污染床褥，应及时清洗、更换，保持床单清洁、干燥，平整无褶。搬动时应将患者抬离床面，不要拖、拉，以免损伤皮肤。骨突起处应垫海绵垫、气圈，如有条件者可睡气垫床。注意观察受压部位皮肤有无发红、苍白。②口腔护理。每日做口腔清洗 2 次，张口呼吸者可用双层纱布覆盖于口鼻部，避免口腔及呼吸道干燥，口唇涂以甘油防止干裂，若发现口腔或呼吸道感染，及时处理。③眼睛护理。眼睑闭合不全者，每日清洗眼睛 1～2 次，并用生理盐水浸湿纱布或眼罩进行保护。④泌尿系统护理。昏迷患者一般都保留导尿管，应每 4 h 放尿 1 次，定时更换导尿管及集尿袋，女性患者定时清洗尿道口；大便后清洗患者肛门和外阴。⑤有肢体瘫痪者，应将肢体放置在功能位，并进行肢体按摩和被动运动，以防止肌肉挛缩及功能障碍。

（6）药物治疗护理：注意各种药物的使用方法、剂量和不良反应。

第三节　重症感染及其并发症的诊疗和护理

一、急性呼吸衰竭

（一）临床特征

（1）原发病，如重症肺炎、急性呼吸道梗阻、肺梗死、脑血管病、脑炎及脑膜炎、重症肌无力、吉兰-巴雷综合征等。

（2）呼吸困难、发绀、意识障碍。

（二）诊断和分型

1. Ⅰ型呼吸衰竭

$PaO_2 < 60$ mmHg，$PaCO_2 < 50$ mmHg。

2. Ⅱ型呼吸衰竭

$PaO_2 < 60$ mmHg，$PaCO_2 > 50$ mmHg。

3. Ⅲ型呼吸衰竭

pH 值 ≥ 7.35 为代偿性呼吸性酸中毒，pH 值 < 7.35 为失代偿性呼吸性酸中毒。

（三）治疗

1. 处理程序

现场评估，包括采集病史，体格检查，胸片、氧疗，血气分析。

2.病原治疗

重症细菌性肺炎可先采用降阶梯治疗，48～72 h 后应根据病原学检查和初始治疗反应调整抗菌药物。

3.呼吸兴奋药

静脉注射尼可刹米 0.375～0.75 g，随后将 3～3.75 g 加入 500 mL 液体中，按 25～30 滴/分静滴。

4.纠正酸碱失衡和电解质紊乱

（1）呼吸性酸中毒主要改善通气，一般不宜补碱。

（2）呼吸性酸中毒合并代谢性酸中毒时 pH 值明显减低，血清乳酸增加，HCO_3 下降，阴离子间隙增高，可适量补碱，一般将 pH 值调整到 7.25 即可，不必急于调整到正常水平，否则加重 CO_2 潴留。

（3）呼吸性酸中毒合并代谢性碱中毒时 pH 值增高，剩余碱（BE）正值增高，可适当补氯和补钾。

5.营养支持

白蛋白、脂肪乳、多种维生素和微量元素。营养支持应达到基础能量消耗值，计算公式如下：

基础能耗（女性）＝65＋9.6×体重（kg）＋1.8×身高（cm）－4.7×年龄（岁）

基础能耗（男性）＝66＋13.7×体重（kg）＋5.0×身高（cm）－6.8×年龄（岁）

在呼吸衰竭时，实际能耗比计算值平均增加 20％，人工机械通气患者增加 50％。补充时应循序渐进，先用半量，逐渐增加。三大能量要素的比例为：糖类 45％～50％、蛋白质 15％～20％、脂肪 30％～35％。

6.病情观察

呼吸频率、节律和呼吸深度，神志状况，有无嗜睡、昏迷和惊厥；皮肤发绀情况；脉搏容积血氧饱和度监测，血气分析和电解质检查。

（四）护理

按入院一般护理常规及本系统疾病的一般护理常规执行。

1.护理评估

（1）呼吸衰竭的程度、类型。

（2）神志、血压、呼吸、脉搏、发绀程度、尿量及血气分析结果。

（3）心理状态。

2.护理措施

（1）一般护理：①提供安静、整洁、舒适的环境；②急性发作时，护理人员应保持镇静，减轻患者焦虑，协助缓解期患者进行呼吸运动和活动，适应生活，使其根据身体情况做到自我照顾和正常的社会活动；③正确留取痰标本；④给予高蛋白、高热量、多维生素、易消化的饮食，少量多餐；⑤密切观察呼吸衰竭程度，以及血压、脉搏、尿量和神志；⑥遵医嘱给予合理氧疗；⑦严格限制探视，防止交叉感染。

（2）咳嗽、咳痰的护理：①危重患者定时翻身、拍背，无力咳痰者给予吸痰；②如建立人工气道要加强湿化，遵医嘱气道内滴药，并预防感染，滴药后及时吸痰。

（3）睡眠障碍的护理：若出现烦躁不安、睡眠昼夜颠倒，应注意患者的安全。

（4）肺性脑病的护理：①观察生命体征、神志、血压、脉搏、呼吸及皮肤黏膜、球结膜、尿量的变化；②保持皮肤、口腔的清洁；③重患者取半卧位，定时为其翻身、拍背，帮助排痰，备好吸痰器和抢救物品；④病情危重者建立人工气道。

二、感染性休克

（一）临床特征

1.有原发病

如重症肺炎、中毒性痢疾、败血症等。

2.外周循环障碍

四肢末端皮肤湿冷、皮肤发花、额头和鼻尖发凉。

3.心、脑、肾功能障碍

脉搏细数、心率加速（与体温不成比例）、神志淡漠或恍惚、少尿。

4.血压下降

收缩压＜80mmHg，舒张压＜50mmHg。

（二）治疗

1.处理程序

现场评估：①采集病史；②体格检查；③肾功能和电解；④血气分析。

2.抗菌药物治疗

（1）经验性用药：可首先选择亚胺培南-西司他丁钠0.5g，3次/天，或1g，2次/天，肾功能不全或老年患者可0.5g，2次/天。治疗3天后病情无改善，可换用万古霉素，也可加用万古霉素，用量为0.5g，2次/天。

（2）48～72h后根据血培养或其他细菌学证据和药物敏感试验并结合临床调整抗菌药物。

3.纠正酸碱失衡和电解质紊乱

（1）代谢性酸中毒，此时pH值明显减低，血清乳酸增加，HCO-3下降，阴离子间隙增高，可适量补碱，一般将pH值调整到7.35为宜。

（2）代谢性酸中毒纠正后应注意补钾，但要根据尿量而定。

（3）根据血清电解质检查结果补充。

4.营养支持

白蛋白、脂肪乳、多种维生素和微量元素。营养支持应达到基础能量消耗值，计算公式如下：

基础能耗（女性）＝65＋9.6×体重（kg）＋1.8×身高（cm）−4.7×年龄（岁）

基础能耗（男性）＝66＋13.7×体重（kg）＋5.0×身高（cm）−6.8×年龄（岁）

5.急性肾衰竭透析治疗

（1）诊断条件：24h尿量400mL，持续2天，血清BUN 21.4～28.6mmol/L（60～80mg/dl）、血清Cr 176.8μmol/L（5mg/dl）以上，血清钾＞6.5mmol/L或心电图显示T波高尖、P波消失、QRS波增宽等，CO_2CP＜13mmol/L，或者出现急性肺水肿。

（2）肾透析治疗（与透析科联系）。

6.病情观察

（1）体温、脉搏、血压、呼吸、神志。

（2）皮肤温度、颜色、有无出血点和紫斑（特别是注射部位）、尿量、尿色。

（3）外周血象，特别注意中性粒细胞有无核左移和中毒性改变，嗜酸性粒细胞计数变化。

（4）肾功能、电解质，二氧化碳结合力（CO_2CP）及血气分析。

（5）必要时检查凝血与纤溶功能，警惕 DIC。

（三）护理

1.护理评估

（1）意识状态：血压、脉搏、呼吸、体温。

（2）皮肤颜色及末梢循环情况。

（3）尿量、尿比重、酸碱度的变化。

2.护理措施

（1）建立和维持呼吸道通畅：及时吸痰、给氧，必要时给予人工呼吸、气管插管或气管切开。

（2）取休克卧位：头躯干抬高 15～20 cm，下肢抬高 20～30 cm。心源性休克同时伴有心力衰竭的患者取半卧位。

（3）准备好急救药品，包括强心药、碱性药物、血浆代用品、升压药、呼吸兴奋药等，以及急救器材如氧气、呼吸机、气管插管、气管套管等。

（4）建立静脉通道：合理安排输液顺序，遵医嘱及时、正确给药。

（5）维持体温，注意保暖，减少搬动，意识障碍者按意识障碍常规护理。

（6）保持环境安静，减少患者焦虑，空气新鲜，室内温湿度适宜，准确进行特护记录，按医嘱进行观察及急救。

（7）持续监测意识、生命体征，皮肤温度及颜色，尤其是血压、心率、中心静脉压的情况，维持正常血容量。

（8）对留置导尿的患者定时记录尿量和尿比重，了解肾功能。

（9）监测心、肺、肾、脑功能，以及水、电解质和酸碱平衡等情况。

（10）做好口腔、皮肤、各种介入性管道和褥疮的护理。

（11）安慰患者，缓解患者紧张、恐惧的心理，使患者积极配合治疗和护理。

三、弥散性血管内凝血

（一）临床特征

（1）皮肤、黏膜、伤口、穿刺部位及消化道等内脏出血。

（2）肢体湿冷、呼吸困难、发绀、神志改变和少尿。

（3）皮肤黏膜坏死或溃疡。

（二）诊断

1.临床表现

（1）存在引起 DIC 的原发病。

（2）有下列两项以上临床表现：①多发性出血倾向；②不易用原发病解释的微循环衰竭或休克；③多发性微血管梗死的症状、体征，如皮肤、皮下、黏膜梗死性坏死及早期出现的肺、肾、脑等脏器功能衰竭；④抗凝治疗有效。

2.实验室检查

两项过筛试验＋任何一项确证试验。

（三）治疗

1.原发病治疗

针对不同病因治疗，去除病因是 DIC 治疗成功的关键。

2.抗凝治疗

（1）肝素钠：急性用 100～300 mg/d，一般为 150 mg/d，每 6 h 用量不超过 50 mg，静脉点滴，根据病情可用 3～5 天。使用肝素时应进行实验室监测，监测指标为 APTT，应将 APTT 控制在正常对照的 1.5～2.5 倍。如果肝素过量可用鱼精蛋白中和，1 mg 鱼精蛋白中和 1 mg 肝素。

（2）低分子肝素：急性可用 75～150 UAa（抗活化×因子 U）/（kg·d），皮下注射，连用 3～5 天。

3.补充凝血因子和血小板

（1）血小板<20×10⁹/L 时可输注血小板悬液，每次 1～2 U。

（2）纤维蛋白原<1.0 g/L 时可输注纤维蛋白原，首次剂量 2～4 g，24 h 内可给 8～12 g。

（3）新鲜血浆 200 mL 或凝血酶原复合物 1 U。

4.抗纤溶治疗

仅在 DIC 已经明确进入纤溶亢进阶段（流出血液不凝固，血浆 FDP 和 D-二聚体明显增高）的情况下才使用，可选择以下任何一种纤溶抑制药：氨基己酸（EACA）、氨甲苯酸、氨甲环酸、抑肽酶。

（四）护理

（1）密切观察患者生命体征，特别是血压、神志、呼吸和尿量改变。

（2）密切注意出血倾向，包括部位、程度、范围及出血量。

（3）严格按照医嘱给药，特别要观察抗凝药、抗纤溶药物的用药反应，并及时通报血小板计数、活化部分凝血活酶时间、血纤蛋白原、纤维蛋白降解产物、D-二聚体等的检测结果。

（4）注意出血部位的护理，防止破溃和继发感染。

（5）输注血液或血液制品时，注意核对药品和观察输血反应。

参考文献

[1]朱彬.护理学基础与实践[M].北京：科学技术文献出版社，2019.

[2]蔡淑兰，韩秀红，于作芳.现代护理学基础与临床实践[M].武汉：湖北科学技术出版社，2018.

[3]尚少梅，李小寒.基础护理学实践与学习指导[M].北京：人民卫生出版社，2018.

[4]李玉春.临床护理学基础理论与实践[M].北京：科学技术文献出版社，2017.

[5]华涛，杨小青.儿科护理学[M].北京：中国科学技术出版社，2009.

[6]汪艳萍，银花，董红侠.护理学基础与操作实践[M].长春：吉林科学技术出版社，2017.

[7]乔树新，刘伟，李敏.护理学基础与临床实践[M].长春：吉林科学技术出版社，2017.

[8]李蓉.现代护理基础与临床实践[M].北京：科学技术文献出版社，2018.

[9]纪晓.现代护理学基础与临床实践[M].长春：吉林科学技术出版社，2020.

[10]甄品.临床护理学基础与实践[M].北京：科学技术文献出版社，2018.